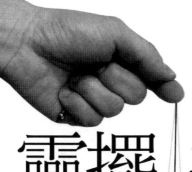

PENDULUM
HEALING
COMMANDS HANDBOOK

靈擺 療法
實用 指令

41種情境，用對正確指令，願望加速實現！

艾力克‧杭特 *Erich Hunter*、 王慧芳 *Rita Wang* 著

目錄

作者序（一）
言語具有力量

艾力克・杭特博士（Erich Hunter, PhD）

首先感謝你閱讀這本書，我希望這些指令對你而言是有價值的資訊。本書的基本概念是在你轉動一個靈擺時，用一個簡單的句子陳述你的意圖，如此就能幫助你積極的改變生活，進而使世界變得更美好。這聽起來似乎不可思議，怎麼可能一個如此簡單的動作就能夠改變一切呢？尤其是當我們面對生活中許多艱難的挑戰時，更令人難以置信。

在西方有一句俗語：「言語是具有力量。」然而大多數人沒有意識到的是，這種力量不僅僅是對聽者產生情感或智力影響而已，它甚至比那更深。言語實際上是可以改變和塑造現實。它能使事情發生的可能性提高，在某些理

論上不應受言語改變的事件中，它們可以讓你感到真正的力量或支持。而從這裡，我們就越過了科學和邏輯的領域，進入了魔法和神祕的世界。本書的目的，是帶領你用自己的語言去發揮最大的效用，如何在所有一切人事物的最高福祉下，如魔法般塑造你想要的實相。請做好心理準備，你將會對結果驚喜不已。

你所說的話，可以積極改變自己的健康、財務、人際關係、情感，甚至於靈性上的開展。你的話也可以協助其他人積極的改變類似的問題。然而達成的關鍵，是要以開放的心態學習本書中所描述的基本方法，然後立即把書中所教的用於生活中。利用本書快速找到所需要的資訊，將其付諸實踐。不要拖延，不要試圖想達到最完美。立即採取行動，勝於學習和等待完美的時刻。現在就開始做吧！

如果你仍然存疑，可以開始先用簡單的話去影響一些小事情。例如用你的話傳送愛的能量給沮喪的人，觀察他們的情緒是否有任何變化。用你的話傳送鎮定的能量給生氣或激動的人，觀察他們是否平靜下來。開始注意自己說的話產生何種效應。靈擺療法能讓你的言語變得更有力，

也有助於你了解自己的言語實際上有多強大。

　　我感到很榮幸，能夠與你分享這個神祕的教導。我也非常感謝 Rita Wang 把這些知識轉寫成中文版本。我覺得非常重要的是，我們意識到彼此之間的相互聯繫，即使我們生活在不同的國家和使用不同的語言，我們仍是一直相互連結。我最大的希望，是我們可以在文化之間建立一座橋梁，彼此和平與和諧的生活。我也希望分享這些似魔法般的知識，有助於你改善自己的生活和他人的生活。

　　感謝你閱讀這本書。

　　—— 2020 年 8 月 31 日於美國亞利桑那州塞多納

＊艾力克‧杭特博士（Erich Hunter, PhD），多年來一直以網路傳授自創的靈擺煉金術，學生來自世界各地。目前共出版了四本靈擺療法書和三十多個靈擺線上課程。同時為有志成為靈擺療癒師的人，提供認證培訓計畫。杭特博士也設計開發了一系列高振頻的靈擺販售。如果要了解更多信息，請訪問：www.pendulumalchemy.com

作者序（二）

改變的能量來自你的意識

Rita Wang　王慧芳

二○一七年《靈擺療法》一書出版之後，引起大家熱烈的迴響，因此帶動了一波波學習靈擺療法的風潮，持續至今熱度仍然有增無減。

在眾多讀者來函中，我最常收到的問題就是：「我該下什麼指令？」所以當我看到杭特博士英文版本《靈擺療法實用指令》時，真的超開心。這本書包羅萬象，幾乎涵蓋了所有你能想到的問題，並提供了可用的相關指令，我想如果能出中文版，對中文讀者將是一大助力。出版社欣然同意我提出的要求，唯一不同的是，此次杭特博士和我以共同作者的方式出版，因此我有較大的空間以中文讀者的角度詮釋這本書，再加上一些自己的經驗，完成了中文

版本的《靈擺療法實用指令》。

　　其實靈擺早已成為我生活中不可或缺的東西，我幾乎隨時隨地都使用它，當然也經歷了很多靈擺的神奇事件。二〇一八年我完成了上百個公益靈擺個案，因而累積了很多實際經驗。經過整合之後，完成一套自創的靈擺療法個案處理程序（類似職場中的標準作業程序SOP），任何問題都能透過這套程序找到原因，再根據結果去下相關的靈擺指令，如此就能根本解決問題。二〇一八年底我開始辦工作坊教學分享，至今學員超過兩百人。目前已經有很多學員用此方法隨時解決生活中遇到的問題，甚至也有人開課分享靈擺療法或用於接個案增加收入。從教學中我也得到很棒的回饋。每個人都可以把這套簡單易懂的方法，實際運用於生活中的每一個層面，療癒自己和他人。真的感恩一切的發生和緣分。

　　在工作坊中我一直強調任何問題，無論是金錢豐盛、關係、健康，都必須從身、心、靈三方面著手。首先一定先處理靈（負能量）和情緒問題，否則你下再多指令，現況都不會有任何改變。靈擺療法治療過程，如同是一個團

隊合作的過程，我們會祈請自己的高我，或較有感應的神、佛或至高的力量，來協助排除所有靈（負能量）和心（情緒）的問題，最後才處理身體。但要達到真正完全療癒，療癒師和個案的信心是非常重要的，當問題的根源被找出來，透過靈擺療法清除，之後如何維持就是個案自己要負起責任了，他們必須保持覺知，不再重蹈覆轍。

最後我想提醒大家：使用靈擺療法時要有正確的觀念，靈擺可以提升改變現況的可能性，但絕對不是像施魔法或神仙棒一樣馬上就實現。在你下了指令之後，事情會朝向你希望的方向改變，但它需要時間醞釀、加溫、然後完成，然而前提是需要在所有人事物最大的福祉下去進行。如果你沒有正確的觀念，可能就會對此失去信心，甚至覺得靈擺根本是無稽之談。

靈擺只是一個工具，改變的能量來自你的意識！你才是主宰結果的人！

Rita Wang 王慧芳

e-mail: rita50888@gmail.com

歡迎加入臉書社團:「靈擺療法」

第一部

理論篇

何謂靈擺療法？

　　如果你正在讀這本書，但是從未使用過靈擺療法，那麼這一章將為你作個簡短的入門介紹。如果你已經知道如何進行靈擺療法，那你可以直接跳到下一個章節。

　　靈擺療法的主要核心概念，就是利用靈擺來促成現狀改變，讓你輕鬆心想事成。你只要相信自己就無所不能，唯一的限制就是你的想像力，即是你的想像力有多大，你的能力就無遠弗屆。

如何進行簡單的靈擺療法？

1. 準備一個靈擺。
2. 當靈擺開始轉動，下一句「指令」，指令中說出你想發生的事情。

3. 靈擺繞圈圈旋轉，直到左右擺動為止（前後擺或停下來亦同），就代表已經完成你所下的指令。

4. 重複此過程，直到完成所有你想要下的指令，然後結束。

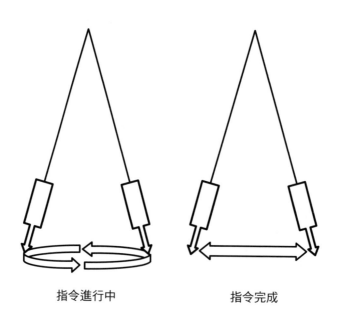

指令進行中   指令完成

小祕訣

1. 使用靈擺時，不能從靜止時開始，要讓靈擺先擺動，必要時讓它繞圈圈旋轉。

2. 一次只能説出一道指令，除非情況需要，否則不要重複。

3. 結果會令你驚喜不已！

4. 為了獲得最佳效果，請使用黃銅或木頭靈擺（可參考《靈擺療法》一書），因為它們是專為靈擺療法而設計。

5. 若要了解有關靈擺療法的更多資訊，請造訪：

- Erich Hunter, PhD 的英文網站
  www.pendulumalchemy.com

- Rita Wang 的臉書中文社團：「靈擺療法」

何謂靈擺指令？

靈擺指令是指你在做靈擺療法時，所陳述的事情。靈擺指令的目的是讓某件事更有可能發生、停止某件事、改變某件事和透過肯定來加強某事。

你的靈擺指令要簡潔有力，最好是簡單直白的陳述。

我將在下面細分出幾種最常見的靈擺指令類型：

一、命令句

大多數靈擺指令是命令句，例如下達命令、方向或指示之類的語句。

命令句的靈擺指令範例：

1.「將房間的能量轉換成藍綠色。」
2.「消除 x 和 y 兩個人之間的負面想法、情緒和記憶。」
3.「和諧 x 和 y 兩個人之間的關係。」

二、宣示句

宣示是指你對你所聲稱或斷言的某件事加以肯定。宣示靈擺指令的目的是加強所說的話，和使其更可能是真的。

宣示性靈擺指令的範例：

1.「我見證了完全痊癒。」

2.「我不受任何靈力攻擊了。」

3.「我是健康和完整的。」

4.「我很可愛，我也愛人。」

使用宣示靈擺指令的概念，跟新時代的吸引力法則中使用肯定語句是相同的。

你可以藉著把陳述宣示化為靈擺指令，然後使用靈擺，對任何宣示賦予你所想要的力量。

三、祈請句

靈擺指令中有一種非常特殊的類型，就是祈請，你可以用它祈求神靈的幫助，也能將祈請與任何類型的靈擺指

令結合使用；然而有時進行靈擺療法時，也可以完全不使用祈請。

祈請句靈擺指令範例：

1.「親愛的神啊！請將此人的能量轉換成藍綠色。」

2.「親愛的神啊！在我最高的福祉下，請治癒我的疾病。」

3.「親愛的女神啊！提升我的意識能量到最高點。」

4.「請指導靈們幫助我，讓我從目前的情況中，學到我該學習的課題。」

一般來說，這本書中的大多數指令都不加入「祈請」，但是，如果你覺得需要幫助，希望尋求更高的力量和指導靈，那你就可以將「祈請」加入到任何指令中。很多人發現這是一種很有力的做法。

四、疑問句

靈擺指令幾乎從不以疑問句的形式出現。因為疑問句無法解決問題，通常無濟於事。大多數情況下，你會希望指令能夠解決問題，所以避免使用疑問句。

如何結束一個靈擺指令？

你每次都可以用一句話結束一個靈擺指令，例如：

「如果這是在符合一切最高的福祉下。」

如此做能預防你可能犯錯，要求了原本不該發生的事情。這是一種確保安全的方法，你可以要求所想要的東西，而不必擔心會犯錯，因為靈擺指令如果不是在符合最大的福祉下，就起不了作用。

我不會在這本書裡的每個指令加入這些用詞，但我強烈建議你，在每個指令之後，或在你開始做靈擺療法前，進行任何開場的祈禱中，說一些類似的話。我要再次強調這是非常重要的，請務必注意。

靈擺療法有如玩「雙贏」的遊戲，即是你所做的都是在所有一切人事物的最高福祉下，因而創造了「雙贏」的局面，這就是我所謂的「靈擺療法生活方式」。如果你做得夠多，你將累積大量的善業，你的生活將會很棒，而你的存在，對遇到你的每個人都是有益的。

結語

　　你能用的靈擺指令是無遠弗屆的。你可以隨意使用本書中的指令，也可以自己創造。兩種方法都會成功。我希望你善加利用這本書，它不但是靈擺指令的來源，也是你創造靈擺指令的靈感來源。

適用於所有情況的指令

　　強烈建議記住這些靈擺指令，以便隨時隨地可用上。

1.「轉換＿＿＿的能量成藍綠色。」

2.「降低＿＿＿的水平／次數。」

3.「和諧我的身體與＿＿＿的關係。」

4.「和諧＿＿＿和＿＿＿之間的關係。」

5.「我見證了＿＿＿完全痊癒。」

6.「提升我的接收能力到最高點。」

7.「提升我的喜悅到最高點。」

8.「提升愛的水平到最高點。」

9.「提高治療＿＿＿的意願。」

10.「消除治療＿＿＿的障礙。」

11.「消除＿＿＿和＿＿＿之間的負面想法、情緒和記憶。」

12.「提高我的意識，讓我能解決這種狀況，知道我所需要

　　知道的，做我所需要做的。」

13.「提高＿＿的意識到最高點。」

14.「提高＿＿的生命力到最高點。」

15.「去除＿＿所造成影響。」

16.「移除／消除＿＿創傷。」

17.「傳送愛的能量給＿＿。」

如何使用本書的靈擺指令？

　　使用這本書的方法，首先必須確認出你所要解決的問題，然後翻到最有可能涵蓋你所需要指令的章節。

　　從章節所提供的指令中，找到符合你需要的指令就行了。

　　例如，如果你有健康問題，請先找到「健康問題」章節，然後翻閱該章節，尋找相關指令。你也可以翻到本書中相關指令的其他章節。例如，健康問題可能與一些未解決的情緒問題相關。先讀完健康章節之後，再去讀情緒章節。

　　你也可以先概略翻閱完這本書，或許指令會自動「跳」出來，如此也同樣有用，也許某個特定的指令正是你現在所需要的，那是從邏輯思維找不到的。

　　你也可以使用書上的指令，創造出自己的指令，我非常鼓勵你這麼做。根據自己的需要去修改、增加、變更、合併。你做得越多，你就越擅長創造和使用指令。

第二部

應用篇

1. 緊急（911）指令：
緊急狀況發生時的快速參考

　　緊急狀況發生時，你可能沒有時間翻找整本書，所以一些常見的狀況列出如下，可供你快速參考。

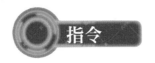

意外、燒燙傷、骨折、跌打損傷

- 「我見證了完全痊癒。」
- 「消除創傷或排除創傷的能量。」
- 「傳送藍綠色能量到＿＿（對著受傷的部位）。」

醫院、診所

- 「提高＿＿＿（醫生、護士、工作人員等）的意識到最高點。」
- 「向＿＿＿（醫生、護士、工作人員等）傳送愛的能量與療癒。」
- 「和諧我（或患者）與＿＿＿（醫生、護士、工作人員等）的關係。」
- 「在我和所有相關人事物最高的福祉下，所有狀況都順利解決。」

感覺身體不舒服

- 「轉換能量成藍綠色。」
- 「消除有害細菌和病毒。」
- 「減輕＿＿＿的副作用。」
- 「我見證了完全痊癒。」
- 「提高意識。」
- 「提高生命力。」
- 「將冬天的灰色能量，傳送給任何有害的細菌和病毒。」

精神健康問題

- 「將第七脈輪頂輪縮小。」
- 「將第一脈輪海底輪放大。」
- 「提高意識到最高點。」
- 「傳送愛的能量。」

人際關係

- 「和諧＿＿＿和＿＿＿之間的關係。」
- 「向＿＿＿傳送愛的能量。」
- 「提高＿＿＿的意識。」
- 「消除＿＿＿和＿＿＿之間的負面想法、情緒和記憶。」

2. 阿卡西紀錄：使靈魂得以進化

此章節的指令，可以幫助你讀取阿卡西紀錄（Akashic Records）。有一個重要的提醒：根據美國知名靈媒艾德加·凱西（Edgar Cayce）的說法，阿卡西紀錄的資訊可以從兩方面獲得，一個是你透過管道接收資訊，或是觀察目前生活中什麼方面是最具挑戰性（特別是人際關係），根據我對凱西說法的解讀，阿卡西紀錄的目的是教你如何無條件地去愛，使靈魂得以進化。

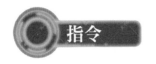

指令

- 「親愛的神啊！在所有相關一切最高福祉下，現在就進入我的＿＿阿卡西紀錄。」
- 「親愛的神啊！在我和相關一切人事物最高福祉下讀取阿卡西紀錄。」

- 「和諧我與阿卡西紀錄的關係。」
- 「和諧我與＿＿＿（你的麻煩製造者）的關係。」
- 「我見證了所有挑戰性的關係，皆完全澈底地解決了。」
- 「提升我從阿卡西紀錄中準確接收資訊的能力，並達到最高點。」
- 「提升我能客觀聽到或偵測到阿卡西紀錄資訊的能力，達到最高點。」
- 「將我的自信心提升到最高點，以進入阿卡西紀錄。」
- 「消除＿＿＿對於閱讀阿卡西紀錄的任何恐懼。」
- 「去除我閱讀阿卡西紀錄的所有疑慮。」

3. 動物：處理寵物的特定健康問題

　　動物（尤其是馬、狗、貓、鳥等）對靈擺療法的反應，與人類完全相同。因此，在處理寵物的特定健康問題時，你也可以使用本書的「健康」或「情緒」章節。在本章節中，我將提供一些特定用於動物的指令，以及一些你發現可能有用的一般指令。為了簡單起見，我主要是指馬、貓、狗或一般寵物，但也可以隨意替換任何需要幫助的動物，例如雪貂、蜥蜴、鳥、魚等。

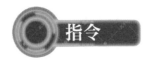

一般動物

• 「提升＿＿＿（動物）溝通能力到最高點，以便讓我知道牠的需求。」

狗吠不停

- 「將鎮定的能量傳送給吠叫的狗。」
- 「將狗主人的能量傳送給狗，讓牠停止吠叫。」

緊急護理／獸醫護

- 「親愛的神啊！我請求在我的寵物和一切相關人事物最高福祉下，這次讓獸醫可以把寵物的問題都解決。」
- 「減少我的＿＿（馬或貓）對＿＿（馬車或貓籠）的恐懼／焦慮。」
- 「和諧愛犬的身體與正在服用的藥物，並排掉任何不利的能量。」
- 「和諧獸醫、獸醫技術人員和我的＿＿（馬／貓／狗）之間的關係。」
- 「和諧我的＿＿（馬／貓）與＿＿（馬車／貓籠）之間的關係。」
- 「我見證了我寵物完全澈底痊癒。」
- 「我見證了我的馬／狗容易服用藥物／藥丸。」

- 「我見證了獸醫們做了一項了不起的工作，並找到了方法，治療我的寵物健康問題。」
- 「提高我與愛犬的溝通能力，如此我就能夠很容易地了解牠的症狀。」
- 「提高我與愛犬的直覺連結，如此我就能夠輕鬆評估牠的病情，為牠做出最佳的治療選擇。」
- 「提高我的＿＿（馬／貓）在交通運送期間的適應度。」
- 「將獸醫和護理人員的問題解決能力，提升到最高點。」
- 「消除任何障礙，讓獸醫快速抵達並解決問題。」
- 「提高意識，並將愛傳遞給我動物的獸醫診所和工作人員。」
- 「將獸醫和護理人員的意識能量，提升到最高點。」
- 「將愛犬的疼痛減輕到零。」
- 「去除掉我的動物對獸醫看診的任何恐懼或焦慮。」
- 「將藍綠色能量傳送給獸醫診所、工作人員和檢查室。」
- 「將鎮定的能量傳送給我的＿＿（馬／貓／狗）。」
- 「將冬天的能量傳送給愛犬，終止牠所有的病痛，並激發重新開始健康生活。」

- 「將愛的能量傳遞給我生病的狗。」

生命臨終

- 「我將愛傳遞給我的＿＿＿。」
- 「我把冬天的能量傳送給＿＿＿，幫助牠們與死神和平共處，讓牠們可以自在過渡到另一個次元成為新的存有。」
- 「在我的＿＿＿最高福祉下，讓牠們感受到這一生是圓滿的。」
- 「移除任何障礙，讓我的＿＿＿從容往生。」
- 「移除我的＿＿＿可能經歷的任何創傷，並以藍綠色的能量取代，讓牠有完全被愛的感覺。」

恐懼

- 「降低＿＿＿的恐懼感。」
- 「當我的馬／狗／貓看到＿＿＿（某人或物）時，降低牠們受威脅的感覺。」

- 「傳送平靜感給我的寵物。」
- 「提升寵物的勇氣到最高點，減少因恐懼而造成攻擊的行為。」
- 「將愛傳遞給我的馬／狗。」

爭鬥／攻擊

- 「降低我的寵物們爭鬥的欲望。」
- 「和諧＿＿＿和＿＿＿之間的關係。」
- 「和諧我的寵物們之間的關係。」
- 「提升寵物的勇氣，減少因恐懼而造成攻擊的行為。」
- 「增加我的寵物順從的頻率。」
- 「消除愛犬的攻擊性，以平靜的能量取代。」
- 「消除主動爭鬥的行為。」
- 「將鎮定的能量傳送給我寵物的大腦杏仁核。以安撫情緒。」
- 「和諧愛犬和＿＿＿之間的關係。」

食物和飲料

- 「轉換寵物的食物能量成藍綠色。」
- 「轉換寵物飲用水的能量成藍綠色。」
- 「和諧食物和寵物的身體。」
- 「提升我為馬尋找新鮮乾草的能力，且達到最高點。」
- 「提升我的直覺力到最高點，幫助我為馬／狗／貓挑選最好的食物。」
- 「當考量寵物對食物偏好和需求時，提升我的敏感度到最高點。」
- 「為了愛犬／貓的健康和幸福，提升牠們的意識到最高點。」
- 「提升食物的可消化性到最高點。」
- 「消除我的寵物食物／飲料中任何有害成分。」
- 「提升我對寵物食物／飲料的認識程度。」

馬

- 「親愛的神啊！當愛馬被拴住時，請協助安撫牠重新平靜下來。」
- 「降低愛馬對周遭事物的敏感度。」
- 「消除石頭對馬蹄造成的擦傷能量。」
- 「和諧我跟馬蹄匠／馬房管理員／農場工人的關係。」
- 「消除馬蹄匠／馬房管理員／農場工人跟我和愛馬之間的任何負面想法、情緒和記憶。」
- 「和諧馬鞍與馬。」
- 「和諧愛馬與馬蹄鐵。」
- 「我見證了愛馬感覺良好。」
- 「我見證了愛馬腹絞痛完全治癒了。」
- 「在拴馬的過程中，提高愛馬保持鎮定的能力。」
- 「提升愛馬愉快的程度達到最高點。」
- 「提高馬蹄匠／馬房管理員／農場工人跟我和愛馬之間的正面想法、情緒和記憶。」
- 「增加愛馬的馬蹄力量。」

- 「消除愛馬被騎乘的任何負面想法、情緒和記憶。」
- 「消除愛馬被騎乘時的恐懼。」
- 「消除任何來自馬蹄鐵／馬蹄鐵工作的創傷。」
- 「消除過去被不當拴住的創傷。」
- 「提升馬房管理員的意識能量到最高點。」
- 「提升農場工人的意識能量到最高點。」
- 「提升馬蹄匠的認知到最高點。」
- 「傳送藍綠色能量給愛馬，向牠傳遞感覺強健的事實。」
- 「在拴馬時，送出鎮定的能量。」
- 「將冬天灰色的能量傳送給我跛腳的愛馬。」

受傷

- 「在＿＿＿（動物）最高福祉下，減少失血量。」
- 「我見證了馬／狗／貓完全痊癒了。」
- 「增加我寵物的療癒能力。」
- 「消除我的馬／狗／貓受傷時所造成的任何創傷。」
- 「激發細胞生長和再生。」

動物走失

- 「親愛的神啊！請幫我找到走失的寵物。」
- 「神啊，請創造完美的契機，讓我找到走失的愛狗。」
- 「消除任何障礙，讓我的寵物順利回家。」
- 「提高每位鄰居的意識，增加我的寵物被發現並歸還的可能性。」
- 「傳送藍綠色能量給即將被找到的寵物。」
- 「傳送冬天的灰色能量給走失的寵物（停止走失）。」
- 「我見證我的寵物回家了。」
- 「在所有一切最高福祉下，請找到＿＿，並將牠安全地帶回家。」
- 「提升愛犬的意識能量到最高點，讓牠安全找到回家的路。」
- 「提升我家的能量，讓愛犬輕鬆找到回家的路。」
- 「讓所有想幫助找到愛犬的人可以看得見牠，讓想傷害牠的任何人完全看不見牠。」
- 「減少愛犬的恐懼或困惑，讓牠安全回家。」

- 「去除所有障礙，讓我找到走失的愛犬。」
- 「傳送訊息給我的寵物，告訴牠可以安全回家。」

寄生蟲

- 「轉換穀倉的能量成藍綠色，避免孳生蒼蠅。」
- 「在愛馬周圍建立防護罩，以保護牠免受馬蠅侵害。」
- 「降低我的寵物對寄生蟲的吸引力。」
- 「我見證了寄生蟲的感染現象完全消失了。」
- 「提高免疫系統抵抗寄生蟲的能力。」
- 「增加跳蚤殺蟲劑的功效。」
- 「將寵物的免疫系統提升到最高點，以抵抗寄生蟲。」
- 「讓蝨子／跳蚤看不見我的寵物。」
- 「儘量提高驅蟲效果。」
- 「消除任何真菌的生長。」
- 「將冬天的灰色能量傳送給跳蚤。」
- 「將冬天的灰色能量傳送給任何真菌。」
- 「將冬天的灰色能量傳送給蠕蟲。」

訓練

- 「親愛的神啊！幫助我，讓我能為我的馬／狗找到理想訓練師。」
- 「和諧我的馬／狗與跳躍障礙物。」
- 「和諧我與馬／狗的關係，讓我們倆都愛上一起訓練。」
- 「提升我的意識能量到最高點，讓我辨認出適合我的馬／狗的最佳訓練師。」
- 「提高我的馬／狗對我的信任度。」
- 「提高我的馬／狗在訓練過程中的愉快程度。」
- 「提升巧合機率到最高點，讓我找到適合馬／狗的理想訓練師。」
- 「在訓練期間，提高我的馬／狗愉快程度到最高點。」
- 「消除任何障礙，讓我找到適合我的馬／狗的訓練師。」
- 「消除我的馬／狗對跳躍的恐懼。」
- 「提高我的馬／狗意識能量，讓牠們快速學習。」
- 「將藍綠色能量傳送給我的洞察力，讓我為馬／狗找到理想訓練師。」

- 「在訓練過程中，加強／打開我與我的馬／狗之間心靈相通，讓我們能齊心協力，清晰的了解彼此。」

疫苗

- 「降低我的寵物對疫苗中的毒素可能產生的過敏性。」
- 「和諧疫苗與寵物的身體。」
- 「我見證了我的寵物從疫苗中完全痊癒了。」
- 「提升疫苗的有益效果到最高點。」
- 「讓我的寵物可以安全進行疫苗接種並排出有害物質。」
- 「讓寵物的免疫系統從疫苗中受益，並有效的保護牠免受疾病侵害。」
- 「消除疫苗的任何有害副作用。」
- 「消除疫苗中的有毒化合物。」
- 「移除疫苗所造成的傷害。」
- 「讓疫苗刺激寵物的免疫系統產生作用。」

4. 事業經營：更完美經營事業

本章節重點介紹與商業有關的靈擺指令，以及用於管理典型朝九晚五員工職責範圍的人們。這些指令適用對象為經營某項事業或管理他人事業的人。請同時參考「工作／職業」和「金錢豐盛」的章節，了解更多靈擺指令，當作此處指令的補充。

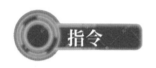

消除任何個人成功的阻礙

- 「全方位調整自己以符合事業的需要。」
- 「和諧我與事業的關係（也可以包括員工、客戶等）。」
- 「我見證了我的事業運作順利賺大錢。」

- 「我見證了自己事業的願景更清楚，進而為自己創造了完美的未來。」
- 「提升同步性的機率，讓我對自己的事業做出有益的改變。」
- 「提高我的吸引力，讓我能夠吸引完美的人才、資源和明確的目標，使我的事業變得很棒。」
- 「消除任何障礙，讓我清楚的了解我在事業中所做的錯誤決定。」
- 「消除任何障礙，讓我可以看清楚事業中，什麼是可行的，什麼是不可行的。」
- 「提升我的意識能量到最高點，可以看清楚我事業中的問題是如何造成。」
- 「提升我的意識能量到最高點，可以看清楚我如何能在事業中成就大事。」

使事業經營更健全

- 「提升＿＿（例如銷售團隊）的生產力達到最高水準。」
- 「提升＿＿（例如銷售團隊）的活力達到百分百的水準。」
- 「轉換事業相關各方面的能量為『夏天能量的藍綠色』。」
- 「激勵＿＿（例如銷售團隊）變得更加活躍。」
- 「和諧＿＿（如銷售團隊）以獲得最大的績效。」
- 「我見證了＿＿（例如銷售團隊）的所有障礙都去除了。」
- 「提升事業中愛的能量達到最高點。」
- 「提升事業的活力到百分百。」
- 「消除事業中任何不正常能量。」
- 「消除我事業中任何創傷能量。」
- 「提升＿＿（例如銷售團隊）的情報能力到最高水準。」
- 「提升＿＿（例如銷售團隊）的意識能量到最高水準。」
- 「提升＿＿意識能量到最高點，讓事業中不同部門合作無間。」
- 「將冬天的灰色能量，傳送給事業中任何無效的地方。」

療癒員工／團隊

- 「讓＿＿＿與＿＿＿和諧相處。」
- 「和諧＿＿＿和＿＿＿之間的溝通。」
- 「和諧＿＿＿與＿＿＿彼此之間的關係。」
- 「提高＿＿＿的工作效率。」
- 「消除＿＿＿和＿＿＿之間的任何負面想法、情緒或記憶，並轉變為中立想法、情緒或記憶。」
- 「消除＿＿＿低弱的意識。」
- 「提升＿＿＿的意識能量到最高點。」
- 「傳送藍綠色能量給我公司的員工＿＿＿（如此那些能量已改變的人將會繼續留下）。」
- 「向＿＿＿（有問題的員工）傳送愛的能量。」
- 「將冬天的灰色能量傳送給我公司的員工＿＿＿（如此將會鼓勵那些不適任的人離開）。」
- 「將冬天的灰色能量傳送給＿＿＿（你想結束的狀況）。」

改善市場與銷售

- 「轉換我事業所在地的能量成藍綠色。」
- 「和諧我的事業與廣告的關係。」
- 「和諧我的事業與競爭對手的關係。」
- 「和諧我的行銷訊息與渴望購買我產品服務的人。」
- 「和諧我事業所在地與所有已知與未知的客戶。」
- 「我把訊息傳送給所有競爭對手的客戶,讓他們可瀏覽我公司的產品與服務。」
- 「提升＿＿＿接收金錢的能力到最高點。」
- 「提高我的事業知名度給最佳的客戶。」
- 「將我的事業行銷知名度提升到最高水準。」
- 「希望對的人有錢、有動力和有資源來購買我的產品與服務。」
- 「提高所有已知和未知潛在客戶的意識能量,讓他們發現並認識到我的產品與服務正是他們所想要和需要的。」
- 「提升廣告通路的意識到藍綠色。」
- 「傳送藍綠色能量給我所有的行銷活動。」
- 「傳送愛的能量給所有客戶以及潛在和未知的客戶。」

- 「傳送愛的能量給所有廣告通路。」
- 「傳送愛的能量給所有競爭對手。」
- 「傳送愛的能量給所有競爭對手的客戶。」
- 「傳送愛的能量給我的事業所在地。」

療癒客戶關係

- 「轉換我的客戶的能量成藍綠色。」
- 「和諧所有客戶和潛在客戶跟我的產品關係。」
- 「當我的顧客購買我的產品時，提升他們的喜悅到最高點。」
- 「提升顧客購買產品的欲望到最高點。」
- 「消除顧客對我的產品任何負面想法、情緒或記憶，並轉變為中立想法、情緒或記憶。」
- 「提升顧客服務團隊的意識能量到最高點。」
- 「傳送愛的能量與療癒給所有客戶和潛在客戶。」
- 「傳送愛的能量給我的顧客服務團隊。」
- 「轉化所有的挑戰為機會。」

減輕工作壓力

- 「消除我的所有壓力。」
- 「提升我的意識能量到最高點。」
- 「轉換我的能量成藍綠色。」
- 「提高我的能力，能把工作當成有趣的遊戲。」
- 「轉化所有的壓力成為工作效率。」
- 「傳送鎮定的能量給我的大腦杏仁核組織。」
- 「將我轉變為把工作視為好玩／有趣的遊戲的人。」
- 「轉化壓力成為工作效率。」
- 「傳遞愛給每個為我帶來壓力和情境的人。」
- 「傳送冬季的灰色能量，給任何造成我壓力的因素。」
- 「轉變不健康的壓力改為健康。」
- 「我見證了自己潛在壓力狀況變好了。」

掌握時間分配

- 「壓縮時間，能以最快的速度完成此任務。」
- 「切斷時間和金錢的關係。」
- 「一切都將在最佳的時機完成。」
- 「我見證了自己有足夠的時間去做我想做的一切。」
- 「提高我能享受下班時間的能力。」
- 「提高我和家人、朋友相處的能力。」
- 「提升我的效率到最高水準，可以快速輕鬆的完成此任務。」
- 「消除我認為時間就是金錢的信念。」
- 「提高我對時間的意識。」
- 「加快或減慢＿＿（某事）＿＿時間。」
- 「轉變我對時間與金錢的關係的認知，重視時間，而非金錢。」

5.工作／職業：任何與職業、求職以及工作滿足感相關的問題

　　許多人在工作遇到困難時，都希望藉由靈擺獲得幫助。我確定出最常需要靈擺指令幫助的三大領域：生涯規劃、求職和所謂的工作／生活。我將經營事業和賺錢的問題放在「經營事業與金錢」的章節中。本章適用於任何與職業、求職以及工作滿足感相關的問題。但你必須將這些靈擺指令結合實際行動，才能獲得最佳結果。

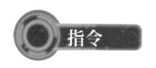

生涯規劃

- 「讓我能夠知道接下來的生涯規劃是什麼。」
- 「消除任何我對目標採取行動的阻礙。」

- 「幫助我從內心就明白自己注定要做什麼，如此我才能樂於工作。」
- 「改變我的生涯規劃，以達到最高的效益。」
- 「提高我的意識，幫助我找到理想的工作。」
- 「消除一切阻礙，讓我找到理想的生涯規劃。」

求職

- 「讓我遇到真正對的人，可以幫我找到最好的新工作。」
- 「在我最高的福祉下，強化我的履歷能量，讓它能脫穎而出，進而得到面試的機會。」
- 「消除所有一切障礙，讓我建立人脈同時遇見最好的人，幫助我找到理想的工作。」
- 「和諧我與任何可以助我找到工作的貴人關係。」
- 「和諧我與公司的關係。」
- 「在我的最高福祉下，我將會得到這份工作。」
- 「如果這不在我的最高福祉下，我將不會得到這份工作。」
- 「提升人資部門愛的層次到最高點。」
- 「增加巧合的機率，讓我找到高薪的好工作。」

- 「提升我的吸引力，能遇見對的人幫助我找到不但高薪而且開心的新工作。」
- 「讓這次失敗的面試，轉成磁鐵般吸引我到另一個更適合我的面試。」
- 「倍增我的能量和動力，讓我找到工作，並成為我建立人脈的途徑。」
- 「大量提高所有潛在雇主的意識，讓他們看到我，並立即知道我正是他們要找的人。」
- 「消除任何障礙，讓人資部門必定會看到我的履歷。」
- 「將我的溝通技巧提升到最高水平。」
- 「提高我的履歷表意識。」
- 「提高人資部門的意識」
- 「傳送我求職的訊息到我的社群網路。」
- 「送出灰色能量到進行中的求職／面試（這是針對不確定的情況。在等待決策時，將會變得清楚）。」
- 「增加我對相關行業的知識，以便讓我找到理想的工作。」
- 「配合一連串的巧合，讓我連繫上舊有同事和能幫我找到理想工作的貴人。」

工作生活

- 「和諧辦公室的每個人，以達到最大的工作效率。」
- 「降低辦公室內的政治鬥爭。」
- 「親愛的神啊！在一切最高福祉下，請協助我的老闆可以明白幫我加薪是對公司最好的助益。」
- 「消除同事之間的負面想法、情緒和記憶。」
- 「消除辦公室的閒言閒語。」
- 「神啊，請讓我發光發亮，使我在工作中受到讚賞。」
- 「釋放所有工作壓力。」
- 「和諧辦公室關係，並使每個人相處充滿活力。」
- 「和諧我團隊的關係。」
- 「和諧我辦公室中的人際關係。」
- 「加強我在工作上都是最佳成績。」
- 「減少那些難搞的同事顯化惡劣的工作態度。」
- 「傳送愛的能量與療癒給令人討厭的同事們。」
- 「將我的工作效率達到最高水平。」
- 「擴大同事之間的積極想法、情緒和記憶達到最高水平。」

- 「把辦公室最壞的同事變成我最親密的盟友和全力的支持者。」
- 「消除任何阻擋我達成銷售的障礙。」
- 「提高我的老闆／主管的意識。」
- 「提高我的辦公空間的意識。」
- 「提高我的團隊的意識。」
- 「增加我得到加薪的可能性。」
- 「消除同事們的負面情緒。」
- 「傳送愛的能量給所有與我一起工作的人。」
- 「傳送愛的能量給我的老闆、經理、同事等。」
- 「除去我的怠惰。」
- 「將我的上司轉變成能認同我是一位努力工作和有才華的人。」
- 「將自我懷疑轉化為自信。」

6.脈輪：整個宇宙就是我們的脈輪

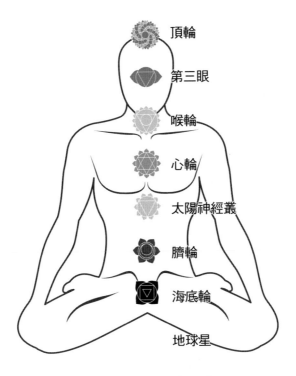

宇宙

靈魂星

頂輪

第三眼

喉輪

心輪

太陽神經叢

臍輪

海底輪

地球星

太陽系

　　我對脈輪（chakras）系統的理解與其他作者不同。我相信，當我們被賦予形體生存在地球上時，我們的脈輪系統便是以地球、太陽系和銀河系為中心的。整個宇宙就是我們的宇宙脈輪。因此，我們是宇宙的一部分，當我們居住在地球上時，顯化成有形的肉身，中心環繞著傳統脈輪。我也清楚看到，彩虹的產生似乎就是我們脈輪系統完整的延伸，因此脈輪系統呈現了彩虹的色彩。

　　脈輪療癒有益於每個人，除了可用於人和動物之外，你還可以把實體當人一般進行療癒。例如，企業、政府、組織、你正進行中的專案、人群、家庭、你的房子、車子等，每一個都有各自的脈輪系統可以進行療癒。

　　地球本身也有一個能反映我們自身的脈輪系統（如上亦如下），因此對於全球／環境的療癒也很重要。

　　我將在本章的最後介紹一些與彩虹身體和亢達里尼（Kundalini）的發展有關的指令。

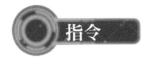

地球脈輪

- 「加強地球脈輪（讓＿＿＿（人）接地。」

海底輪

- 「喚醒我的海底輪，讓我可以表達完整的自我。」
- 「清除海底輪所有障礙。」
- 「賦予海底輪力量，增加我對生活的渴望。」
- 「為我的海底輪注入能量，增加我財務的成功／戰勝疾病的能力。」
- 「為我的海底輪注入能量，增加我整體強度和力量。」
- 「將脈輪（海底輪或地球星）連接大地（可緩解躁動、失眠、焦慮、注意力不足、過動症等）。」
- 「我見證了海底輪正常運作。」
- 「增加海底輪的能量流向我的＿＿＿（需要能量的脈輪）。」

- 「增加我海底輪的力量流向其他脈輪。」
- 「消除海底輪的創傷。」
- 「釋放我海底輪的力量，以強化健康和個人力量。」
- 「釋放我海底輪的力量，讓我這輩子可以強而有力的表達自己。」
- 「發送紅光到海底輪。」
- 「加強我的海底輪，使其發揮最佳功能。」
- 「加強我的海底輪。」
- 「加強能量流到我的海底輪。」
- 「將海底輪能量轉化為力量。」
- 「傳送海底輪的力量，激發我的財務獨立性。」
- 「傳送海底輪的力量，激發我的賺錢能力。」
- 「傳送海底輪的力量，激發我的生存意志和整體活力。」

臍輪

- 「喚醒臍輪，讓我更有創意的表達自我。」
- 「清除臍輪的所有障礙。」

- 「賦予臍輪力量，增加我的性能力。」
- 「為我的臍輪注入能量，增加我懷孕的能力。」
- 「為我的臍輪注入能量，使我在性慾和性感上都更強。」
- 「我見證了我的臍輪正常運作。」
- 「增加臍輪能量流向我的性器官。」
- 「增加我的臍輪能量流向其他脈輪。」
- 「消除臍輪的創傷。」
- 「釋放我的臍輪的力量，使我能有豐富的體驗。」
- 「傳送橙色的光給臍輪。」
- 「加強我臍輪的能量流。」
- 「將臍輪能量轉化為對生活的熱情。」
- 「傳送臍輪能量，增強我的創造力。」
- 「傳送臍輪力量，激發我的創意表達自我。」

太陽神經叢

- 「喚醒太陽神經叢，讓我光芒四射表達自我。」
- 「消除太陽神經叢中的所有障礙。」

- 「注入力量到太陽神經叢，以增加我的個人力量。」
- 「激發太陽神經叢，以幫助我果斷。」
- 「激發太陽神經叢，讓我感覺提升自我價值和自信。」
- 「我見證了我的太陽神經叢正常運作。」
- 「增加太陽神經叢能量流入我的消化系統。」
- 「增加太陽神經叢能量流入我的心輪。」
- 「消除太陽神經叢的創傷。」
- 「釋放我的太陽神經叢的力量，強化自我表達能力。」
- 「釋放我的太陽神經叢的力量，讓我強而有力的表達自己。」
- 「發送黃光到太陽神經叢。」
- 「加強能量流入我的太陽神經叢。」
- 「轉化太陽神經叢能量，讓我踏上真正的道途。」
- 「傳遞太陽神經叢能量，激發我的意志力。」

心輪

- 「喚醒心輪，讓我能充分表達愛。」

- 「消除心輪所有障礙。」
- 「賦予心輪力量，提高我的感覺和情感表達能力。」
- 「激發我的心輪，增加我的愛、喜悅和情感光彩。」
- 「我見證了心輪正常運作。」
- 「增加心輪能量流向我的上脈輪。」
- 「增加心輪能量流向其他脈輪。」
- 「增加心輪能量流向我的喉輪。」
- 「消除我的心輪的創傷。」
- 「釋放我的心輪力量，增強我對深刻真理的理解。」
- 「釋放我的心輪的力量，讓我能強烈感受我的情緒，並成為一個充滿愛的人。」
- 「發送綠光到我的心輪。」
- 「強化流入我心輪的能量流。」
- 「轉化心輪能量為深度的情感和感受。」
- 「傳送心輪能量來強化我的情感。」
- 「傳送心輪的力量，激發我成為一個能發自內心深入感受的人。」

喉輪

- 「喚醒喉輪，讓我聲音能充分的表達。」
- 「消除喉輪的所有障礙。」
- 「賦予喉輪力量，提高我清晰溝通的能力。」
- 「注入能量到我的喉輪，幫助我被聽到。」
- 「注入能量到我的喉輪，增進自我表達的能力。」
- 「我見證了我的喉輪正常運作。」
- 「增加喉輪能量流向我的聲音。」
- 「增加喉輪能量流向我的眉心輪。」
- 「消除喉輪的創傷。」
- 「釋放我喉輪的力量，強化我可以真實的表達。」
- 「釋放我喉輪的力量，讓我能夠強而有力的說話。」
- 「發送藍光到喉輪。」
- 「加強能量流到我的喉輪。」
- 「轉化喉輪能量讓我所說的一切被聽見。」
- 「傳送喉輪能量以激發我的聲音。」

眉心輪

- 「喚醒眉心輪，讓我的直覺能充分表達。」
- 「消除眉心輪的所有障礙。」
- 「賦予眉心輪力量，以強化我的超自然能力。」
- 「為我的眉心輪注入能量，強化我的洞察力。」
- 「為我的眉心輪注入能量，強化我的直覺。」
- 「我見證了我的眉心輪正常運作。」
- 「增加眉心輪能量流向我的眼睛。」
- 「增加眉心輪能量流向我的頂輪。」
- 「消除眉心輪的創傷。」
- 「釋放我的眉心輪的力量，提升我的內在認知。」
- 「釋放我的眉心輪的力量，讓我有能力看到靈性的真理。」
- 「送出靛藍光到眉心輪。」
- 「加強能量流到我的眉心輪。」
- 「加強我的眉心輪能量轉化為超自然能力。」
- 「傳送力量給眉心輪，以激發我的洞察力。」

頂輪

- 「喚醒頂輪，讓我的靈性充分的表達。」
- 「消除頂輪中的所有障礙。」
- 「賦予頂輪力量，增加我與源頭的體驗。」
- 「注入能量到我的頂輪，啟發我的靈性。」
- 「為我的頂輪注入能量，增加我的神性。」
- 「我見證了頂輪正常的運作。」
- 「增加頂輪的能量流向我的氣場。」
- 「增加頂輪的能量流向我的眉心輪。」
- 「消除頂輪的創傷。」
- 「釋放我的頂輪的力量，強化我天人合一。」
- 「釋放我的頂輪的力量，使我成為真正有靈性的人。」
- 「發送紫光到頂輪。」
- 「強化能量流入我的頂輪。」
- 「將頂輪能量轉化為宇宙意識與連結。」
- 「傳送頂輪能量，激發我與神的連結。」

7. 行星脈輪：療癒地球

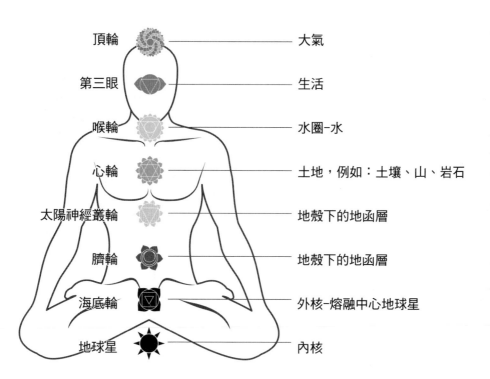

頂輪	大氣
第三眼	生活
喉輪	水圈-水
心輪	土地，例如：土壤、山、岩石
太陽神經叢輪	地殼下的地函層
臍輪	地殼下的地函層
海底輪	外核-熔融中心地球星
地球星	內核

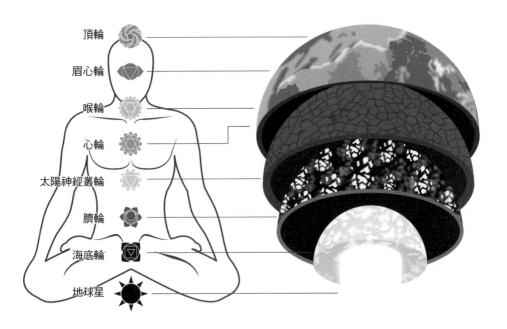

填入你想要療癒的任何地球脈輪

- 「活化＿＿＿脈輪。」
- 「校準地球脈輪。」
- 「喚醒＿＿＿脈輪可以完整的呈現。」
- 「平衡地球脈輪。」
- 「清理地球脈輪。」
- 「消除地球＿＿＿脈輪中的所有障礙。」
- 「為地球的＿＿＿脈輪注入能量。」
- 「和諧地球脈輪。」
- 「我見證了地球＿＿＿脈輪正常的運作。」
- 「增加地球＿＿＿脈輪的活力。」
- 「消除地球＿＿＿脈輪的創傷。」
- 「向地球＿＿＿脈輪發送＿＿＿光。」
- 「加強地球＿＿＿脈輪。」
- 「加強注入地球＿＿＿脈輪的能量流。」

全球暖化的療癒：頂輪

- 「喚醒排放碳污染者的頂輪，感謝他們能與神的連結。」
- 「消除地球頂輪的所有障礙。」
- 「賦予地球頂輪力量，以強化人與神之間的神聖連結。」
- 「為地球頂輪注入能量，啟發無知的人們。」
- 「為地球頂輪注入能量，增加排放碳污染者與神的連結。」
- 「我見證了地球頂輪正常的運作。」
- 「增加地球頂輪能量流向地球排放碳污染者。」
- 「增加地球頂輪能量流向地球較低的脈輪。」
- 「消除地球頂輪的創傷。」
- 「釋放地球頂輪的力量，有效的改變人類對全球暖化的意識。」
- 「釋放地球頂輪的力量，提升人類的意識。」
- 「發送紫光到地球的頂輪。」
- 「加強注入能量流到地球頂輪。」
- 「將頂輪能量轉化為有益健康的大氣層。」
- 「傳送頂輪能量注入大氣層。」

全球暖化的療癒：心輪

- 「喚醒地球的心輪，讓地球的感受得到充分的表達。」
- 「針對破壞地球的人，消除他們心輪所有的障礙。」
- 「賦予力量給地球心輪，以強化人類對自然的愛。」
- 「給地球的心輪注入能量，綻放愛的光輝。」
- 「對摧毀土地的人，為他們心輪注入能量，增加他們對地球的愛。」
- 「我見證了地球心輪正常的運作。」
- 「增加地球心輪能量流向不愛地球的人。」
- 「增加地球心輪能量流向地球的太陽神經叢。」
- 「消除地球心輪的創傷。」
- 「釋放地球心輪的力量，提升對我們地球的愛和尊重。」
- 「釋放地球心輪的力量，強力的提升人類的意識和感受體驗。」
- 「發送綠光給地球的心輪。」
- 「加強注入能量流到地球的心輪。」
- 「將心輪能量轉化提升地球所有人的意識。」
- 「傳送心輪的力量，激發鼓舞土地的生命力。」

水污染的療癒：喉輪

- 「喚醒地球的喉輪，讓依賴水的所有生命能完整的呈現。」
- 「消除地球喉輪中的所有障礙。」
- 「賦予喉輪力量，提高生命呈現自我的能力。」
- 「為地球喉輪注入能量，以提高保護地球水的能力。」
- 「為地球喉輪注入能量為水作療癒。」
- 「我見證了地球喉輪正常運作。」
- 「增加地球喉輪能量流向倡導環保的人。」
- 「增加力量和能量流，從地球喉輪流向水。」
- 「消除地球喉輪的創傷。」
- 「釋放地球喉輪的力量，強化我的能力去改變其他人不再製造水污染問題。」
- 「釋放地球喉輪的力量，能強力影響重新恢復水質。」
- 「向地球的喉輪發送藍光。」
- 「加強能量流到地球的喉輪。」
- 「將地球的頂輪能量轉化為喉輪能量。」
- 「傳送心輪和頂輪能量，以激發地球的喉輪。」

生物多樣性消失的療癒：眉心輪

- 「對於破壞生物多樣性的人們，喚醒他們的眉心輪，讓他們看到自己所作所為的影響。」
- 「對於破壞生物多樣性的人們，消除他們眉心輪中的所有障礙。」
- 「賦予地球眉心輪力量，以增加地球上仍存有生物的生命力。」
- 「為地球的眉心輪注入能量，提升療癒地球的生命。」
- 「為地球的眉心輪注入能量，停止生物多樣性的滅絕和消失。」
- 「我見證了地球眉心輪正常的運作。」
- 「增加眉心輪能量流向大自然中的動植物。」
- 「增加地球眉心輪能量流向地球頂輪。」
- 「消除地球眉心輪的創傷。」
- 「釋放地球眉心輪的能量，以強化保護生物多樣性的力量。」
- 「釋放地球眉心輪的能量，強勢恢復受損地區的生物多樣性。」

- 「向地球的眉心輪發送靛藍光。」
- 「加強能量流到地球眉心輪。」
- 「將地球眉心輪的能量轉化為生命。」
- 「傳送地球眉心輪能量，去激發破壞生物多樣性人們的眉心輪。」

彩虹身體與亢達里尼（Kundalini）

- 「校準我的身體適應亢達里尼的新能量流。」
- 「清除我的中脈通道。」
- 「降低我不切實際的感覺。」
- 「擴大我積極的意識。」
- 「將我自己連接大地。」
- 「將＿＿＿百分百連接大地」
- 「和諧左脈、右脈和中脈能量通道的能量。」
- 「和諧我的身體與亢達里尼能量流。」
- 「我見證了我彩虹身體的開展。」
- 「增加亢達里尼的有益面向。」

- 「消除亢達里尼的任何有害副作用。」
- 「最佳化亢達里尼能量的流動。」
- 「提高左脈、右脈和中脈能量通道的活力。」
- 「和諧左脈、右脈和中脈能量通道的能量，保持同步作用。」
- 「喚醒亢達里尼快速擴展現實生活和內心的平靜。」

8. 兒童與青春期孩子問題：
對孩子傳送愛的能量

　　首先身為父母的人要認知，孩子們並不欠我們任何東西。父母的存在是為了支持孩子、幫助他們成長、保護他們安全，並鼓勵他們發揮自己的潛力。而且父母也有義務無條件的愛他們。如果你遇到孩子的問題，請提升自己的意識，並對他們傳送愛的能量，如此一來絕對錯不了。

　　以下是與你的小孩和青春期相關的一些指令。

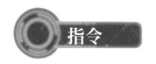

兒童

- 「接受我孩子原來的本性。」
- 「綁住任何傷害我孩子的霸凌者。」

- 「降低霸凌的能量。」
- 「減少我孩子坐立不安的行為。」
- 「把我的孩子在學校遭受暴力和霸凌的可能性降到零。」
- 「讓我的孩子能適應成長並安然度過青春期。」
- 「讓我的孩子能跟他的兄弟姊妹和大家庭和諧相處。」
- 「和諧我的孩子跟他的老師和同學之間的關係。」
- 「和諧我和孩子的關係。」
- 「和諧我的孩子跟他／她的同學之間的關係。」
- 「和諧我的孩子跟他們的老師之間的關係。」
- 「我見證了我的孩子／青春期孩子未遭受霸凌。」
- 「增加我們家庭內部的有效溝通。」
- 「提高我的孩子尊重他人的能力。」
- 「提高我的孩子的應對能力。」
- 「增加我的孩子感覺到被看見和被聽到。」
- 「在我的孩子最高福祉下，讓孩子得以更專心求學的能力提升到最高的層次。」
- 「增加我的孩子對動物的喜愛。」
- 「增加我的孩子對閱讀的喜愛。」
- 「增加我的孩子對地球的喜愛。」

- 「提高孩子做家庭作業的動力。」
- 「提高我的孩子的溝通能力。」
- 「提高我的孩子的記憶力。」
- 「將我的孩子的意識能量提升到最高點。」
- 「增加我的孩子對知識的好奇心。」
- 「增加我的孩子對學習的喜愛。」
- 「提高孩子的意識，讓他面對挫折和沮喪時，可以從容度過。」
- 「增加學校午餐的能量與營養。」
- 「提高孩子同學愛的層次。」
- 「提高老師愛的層次。」
- 「讓我的孩子不被任何會傷害他的人看見。」
- 「讓老師看到我的孩子，以確保他在課堂上得到積極的關照。」
- 「消除任何想要操控我的孩子的欲望。」
- 「當我的孩子犯錯時，消除任何缺乏同情心的人出現。」
- 「消除我跟孩子之間的任何負面想法、情緒和記憶。」
- 「消除和我的孩子的相互依賴。」

- 「消除學校教育所帶來的創傷。」
- 「提高孩子同學們的意識。」
- 「提升他們老師的意識到最高點。」
- 「去除任何會阻礙我的孩子，在學校中學習和記住所教新知識的因素。」
- 「阻止再霸凌我的孩子們。」
- 「用泡狀的防護罩圍著我的孩子。」
- 「用泡狀的防護罩圍著我的孩子的整個學校。」
- 「傳送藍綠色的能量給我的孩子，讓他們做出正確的決定。」
- 「傳送藍綠色的能量給我的孩子的閱讀、寫作和數學技能。」
- 「傳送愛的能量給我的孩子所有的同學。」
- 「傳送愛的能量給我的孩子的所有老師。」
- 「傳送愛的能量給任何霸凌我的孩子的人。」
- 「傳送藍綠色的能量給我的孩子的學校、教室和學校餐廳。」
- 「將愛與和平的能量傳遞給我的孩子。」

- 「轉變我成為一個能在孩子身上看到神性的人。」
- 「認同我的孩子的興趣和才能。」

青春期孩子

- 「緩和我和青春期孩子之間的緊張關係。」
- 「平息我和青春期孩子之間的爭論。」
- 「減輕我的青春期孩子的自憐和焦慮」
- 「免除我的青春期孩子作出錯誤的選擇。」
- 「賦予我的青春期孩子責任感，能做出睿智的選擇。」
- 「賦予能量給我的青春期孩子，擁有健康的自我和享受生活。」
- 「和諧我和我的青春期孩子之間的關係。」
- 「讓我和我的青春期孩子彼此建立信任。」
- 「當我和青春期孩子生活在一起的時候，我見證了自己和他言行一致。」
- 「我見證了我的青春期孩子有正常社交發展。」
- 「我見證了我的青春期孩子負責任的決定。」

- 「提高我對我的青春期孩子信任的能力。」
- 「將我的青春期孩子的意識能量提升到最高點。」
- 「強化我的青春期孩子的感知力或成熟度和責任感。」
- 「否決我的青春期孩子瘋狂的決定。」
- 「消除我的青春期孩子對我的憤怒。」
- 「當我教養兒女的時候，把我的意識能量提升到最高點。」
- 「將所有霸凌者的意識能量，提升到最高點。」
- 「傳送灰色的能量，給對我的青春期孩子有害的友誼」
- 「傳送灰色的能量，給正在吸毒的青春期孩子。」
- 「轉化我的青春期孩子的性能量，為健康的方式表達。」
- 「將我的青春期孩子的憤怒，轉化為對生活的熱情。」
- 「將青春期孩子的魯莽，轉為智慧的人生選擇。」
- 「消除負面的身體形象信念。」
- 「讓我的家人團聚在一起。」
- 「減低我的青春期孩子對毒品和酒精的欲望。」
- 「和諧我的青春期孩子，對他們所選擇的性別定義或跨性別身分」

9. 溝通問題：
幫助你清楚的與人溝通

　　溝通在我們的日常生活中占有很重要的地位。如果你無法清楚的溝通，你就無法被理解，你的需求也不會得到滿足。反之，你也無法理解或滿足他人的需求。以下一些簡單的指令可以幫助你清楚的與人溝通。

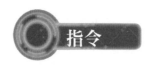

- 「將我的說話聲音改為悅耳的音調。」
- 「消弭一切誤解。」
- 「建立完全理解。」
- 「和諧我與＿＿＿的溝通能力。」

- 「和諧我的身體發出的積極性肢體語言，讓人感覺我平易近人，對別人所說的話表示有興趣。」
- 「和諧＿＿＿和＿＿＿雙方之間的關係。」
- 「提高我從人們的肢體語言中，準確接收資訊的能力。」
- 「在我的最高福祉下，增加我提出有益的問題能力。」
- 「提高我成為積極傾聽者的能力。」
- 「將我被傾聽的能力提升到最高點。」
- 「提高我誠實且充滿關懷的溝通能力。」
- 「將我的聽力提升到最高點。」
- 「提高我成功解決衝突的能力。」
- 「提高我的意識，成為一個好的溝通者。」
- 「儘量提高我清楚溝通的能力。」
- 「消除我需要溝通的障礙。」
- 「消除＿＿＿和＿＿＿之間的任何消極的念頭、情緒和記憶，將它們轉化為中性的念頭、情緒和記憶。」
- 「將我們的意識能量提升到最高點。」
- 「對我正在溝通的人提升其意識能量到最高點。」

- 「我必須以最佳的方式來解決衝突，將所有障礙去除掉。」
- 「除掉所有的任何障礙，讓我可以用最佳的方式解決衝突。」
- 「傳送給我藍綠色的能量，讓我可以被理解。」
- 「傳送給我藍綠色的能量，讓我可以清楚的與人溝通。」
- 「傳送灰色的能量給任何誤會。」
- 「同步對話流程。」
- 「轉化困惑為理解。」

10. 水晶：消除光的訊息

　　根據我使用水晶療癒的經驗，我最大的發現是水晶必須透過「光」才能完全淨化，因為真正的水晶可以將訊息以「光」的形式儲存在其分子結構中。如果這些訊息你沒有清除，你就有可能將水晶所蒐集到的訊息加以傳播，而它們可能是不好的訊息，特別是類似癌症或有害訊息。

　　你可以藉由某些物質淨化水晶，例如鹽水、土壤、燻煙等，但不使用光，只用這些方法是無法除掉光的訊息。它只能清除心靈的資訊（即水晶所接收的心靈或能量訊息），但不會清除光的訊息。你可以使用放射出「白色」能量的靈擺，它可以如同陽光和月光一樣清除水晶中的光訊息。你也可以加入指令，同時清除心靈訊息。

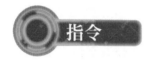

- 「在一切最高福祉下，清除這個水晶／礦石中一切有害的能量、思維或程式。」
- 「在一切最高福祉下，將此水晶／礦物設定為____。」
- 「提高這個水晶的意識到最高點。」
- 「提高這個水晶愛的層次到最高點。」
- 「強化這個水晶的磁性，以增進療癒能力。」
- 「增強這個水晶，使其達到最佳的療癒效果。」

11. 日常生活：一天的開始就是進行靈擺療法的重要時刻

你可以把靈擺療法融入自己的日常生活中，藉由執行一連串靈擺指令開始每一天的生活。如果你想要對任何人做靈擺療法，例如家人、朋友等，你可以直接修改以下指令，以符合你的需要。你也可以同時並用本書其他章節的指令。

一天的開始就是進行靈擺療法的重要時刻，你把靈擺療法指令結合靜心和祈禱是開始每一天的好方法。

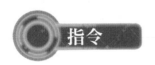

- 「開闊我面對現實的眼界，可以充分利用這一天。」
- 「轉換我的能量成藍綠色。」

- 「讓我成為一個＿＿＿的人。」
- 「今天我所遇見的人，不論認識或不認識，和諧我們彼此之間的關係。」
- 「幫助我了解自己內心想要做什麼，如此我才能追尋我的快樂。」
- 「我與靈魂緊密相連。」
- 「我有能力把一切挑戰視為讓我成長的機會。」
- 「我看到自己在人間遊戲中玩得很開心。」
- 「我向所有認識的人傳送愛的能量。」
- 「我見證了自己度過了美好／奇妙的一天。」
- 「我見證了自己準備好面對今天所帶來的平安喜樂、輕鬆自在。」
- 「提升我活在當下的能力。」
- 「提高我的能力，讓我了解什麼是我必須知道的，以便在今天完美的顯化自己。」
- 「提升我的意識能量到最高點。」
- 「提升我充分發揮所有潛力的欲望。」
- 「提升我的喜樂達到最高點。」

- 「增加我的快樂體驗。」
- 「提升我愛的能量到最高點。」
- 「提升我的生命力到最高點。」
- 「增加今天同步創造雙贏的次數。」
- 「強化我的能力，可以放下那些對我已經無用的事物。」
- 「讓我今天體驗＿＿（愛／愉悅／快樂等）達到淋漓盡致。」
- 「消除任何阻礙，讓我度過美好的一天。」
- 「消除此時此刻出現的障礙。」
- 「提升我的意識能量到最高點。」
- 「傳送藍綠色能量到我今天打算做的＿＿。」
- 「傳送藍綠色能量給我一整天。」
- 「傳送愛的能量給我的家人、朋友和＿＿。」
- 「增強我的能力，讓今天成為我一生中最美好的一天。」
- 「今天我選擇體驗＿＿。」
- 「今天我送給自己＿＿當禮物。」
- 「今天我將釋放出＿＿。」
- 「今天，我將為實現＿＿的目標做出貢獻。」

- 「今天，我將充分享受自己的人生，並充實地生活。」
- 「今天，我會傳送愛的能量給＿＿＿。」
- 「今天，我將花時間與我愛的家人和朋友在一起。」

12. 活化DNA：
脈輪與十二股DNA鏈

　　DNA療法是可以適用於生理DNA和非生理的DNA。

　　十二股DNA鏈的能量皆來自身體的每個脈輪，如果你想活化十二股DNA鏈，就必須在這些DNA脈輪上進行療癒，然後就能漸漸發展成彩虹身體（Rainbow body），身體和DNA的所有脈輪也因此被激活了。請參閱本書中「脈輪」章節，可了解必須療癒的十二個脈輪。

　　生理DNA的療癒，例如唐氏綜合症等遺傳基因缺陷，應與健康相關問題的治療相結合。你可能無法從身體上改變DNA，但卻有助於改善遺傳疾病的有害部分，例如使用情緒療法，可幫助醫療進行更有效等。鑑於存在大量的遺傳疾病，無法在這裡詳細介紹。建議你找出下列的相關指令，或至本書的「健康問題」章節，找到相關的指令，然後根據實際情況創造自己的指令。

　　你也可以透過治療，試著從「表觀遺傳去影響」（epigenetically influence）DNA的表現，如此雖然無法改變DNA，但其表現方式會有所不同。表觀遺傳學的變化是強大的，並且有證據顯示，表觀遺傳學可以對健康產生深遠的影響。

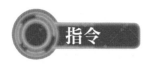

- 「活化我的＿＿＿脈輪／DNA鏈。」
- 「轉換我的DNA能量成藍綠色。」
- 「轉換我的RNA和核醣體能量成藍綠色。」
- 「清除我的DNA內所有來自歷代祖先的傷害記憶。」
- 「激活我的十二股DNA。」
- 「激活我的DNA。」
- 「和諧我的＿＿＿脈輪和DNA。」
- 「和諧DNA和RNA之間的交流。」
- 「轉換DNA的能量成藍色／綠色。」

- 「提升DNA的生命力到最高點」
- 「我見證了我的所有DNA脈輪正常的運作。」
- 「我見證了DNA、RNA和核醣體的正常功能。」
- 「我見證了我的彩虹身體的發展。」
- 「我見證了來自太陽的任何傷害都完全痊癒。」
- 「我見證了我的DNA完全痊癒。」
- 「提升我的DNA的生命力到最高點。」
- 「消除任何有害的DNA甲基化。」
- 「消除因陽光過度照射而造成的任何創傷。」
- 「消除陽光照射對我的DNA所造成的任何傷害。」
- 「消除我的DNA中有害的表觀遺傳資訊（epigenetic data）。」
- 「淨化我的＿＿＿脈輪／DNA鏈。」
- 「恢復我的DNA到健康狀態。」
- 「強化＿＿＿脈輪／DNA鏈。」

13. 情緒問題：
促進情緒健康和幸福

　　人類和許多動物都會有情緒。靈擺療法在改善人和動物如馬、狗的情緒狀態或治療創傷及病理性情緒等，都效果卓越。使用你的靈擺，透過下列這些指令來促進情緒健康和幸福。

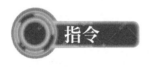

- 「＿＿（人名）釋放現在和過去所有的＿＿（有害的情緒）。」
- 「讓壓力直接穿過我離去。」
- 「為我帶來和平。」

- 「把我改變成一個可以表達感受的人，並且讓我的聲音被聽見。」
- 「把我改變成一個可以不會緊張的人。」
- 「降低顯化恐懼／不舒服的情緒。」
- 「降低威脅的感覺。」
- 「降低大腦杏仁核組織的敏感度（大腦中負責發現恐懼，並為緊急事件做準備的部位）。」
- 「降低我的情緒體、肉體和心智體感覺羞愧感的強度。」
- 「即使我不在自己的舒適圈內，也要有忠於作自己的勇氣。」
- 「和諧我的人際關係。」
- 「和諧我跟父母的關係。」
- 「幫助我被理解和接受真實的我。」
- 「幫助我感受到我需要感受的，看到我需要看到的，知道我是被愛的。」
- 「幫助我在任何處境下看到好的一面。」
- 「祈求高我，讓我更愛我自己。」
- 「我承認自己是一個感性的人。」

- 「我積極的安慰自己。」
- 「當我的配偶對我批判或爭論時，我知道並體現我的慈悲心。」
- 「當我面對問題時，我知道並體現出我的仁慈。」
- 「當我痛苦時，我知道我自己，並以慈悲心對待自己。」
- 「當我受苦時，我知道我自己，並以慈悲的態度對待自己。」
- 「我有自信心。」
- 「即使我犯錯了，我還是很可愛的人。」
- 「我很可愛，我愛人。」
- 「我不是受害者。」
- 「幫助他人做出正確的決定不是我的責任。」
- 「我是有價值的人，該得到空閒時間滋養自己。」
- 「我不需要向任何人證明自己是有價值的。」
- 「我要像照顧好朋友一樣照顧自己。」
- 「我傳達自己的需求。」
- 「我想減輕自己的痛苦。」
- 「我渴望看到並感受到我最好的一面。」

- 「我面對現實。」
- 「我感到與他人有連結。」
- 「我能感受到自己的感覺。」
- 「我學會原諒，所以我自由自在，我祝福＿＿＿（你不喜歡的人）。」
- 「我向你臣服了所有羞愧感，請你療癒我。」
- 「提高我感受情緒的能力。」
- 「提高我品味每個當下的能力。」
- 「就在此時此刻提升我的幸福感。」
- 「在無任何判斷下，讓我知道自己的情緒狀態。」
- 「提升我自己的正面意識到最高點。」
- 「將我的勇氣提升到最高點。」
- 「提升我的情緒控管能力到最高點。」
- 「增加我的快樂體驗。」
- 「提升我的幸福感到最高點。」
- 「提升我的內在舒適感到最高點。」
- 「提升我的自信心到最高點。」
- 「增加我對生活的熱情。」

- 「提高＿＿和＿＿之間狀況的意識。」
- 「增加享受高度意識／正面情緒。」
- 「增加我經歷正面情緒的頻率。」
- 「增加愉悅感／振奮感的程度／次數。」
- 「提升神經系統的生命力到最高點。」
- 「提升我的能力丟掉我不再需要的東西。」
- 「＿＿（人名）體驗療癒現在和過去的（情緒）。」
- 「消除我所有的障礙，以便提高我的幸福。」
- 「消除任何對我幸福的阻礙。」
- 「消除任何恐懼或擔憂的能量。」
- 「消除任何我不需要的有害情緒。」
- 「消除我周圍的任何負面情緒。」
- 「消除羞愧感將其轉化為愛自己。」
- 「消除意識低落／負面情緒上升。」
- 「消除所有我接收到屬於他人的情緒。」
- 「提升我的勇氣達到最高點。」
- 「降低我的壓力／焦慮到最低程度。」
- 「消除任何讓我無法表達自己的障礙。」

- 「消除任何讓我無法愛自己的障礙。」
- 「消除任何讓我無法增加幸福的障礙。」
- 「消除任何讓我無法與生存和平共處的障礙。」
- 「傳送給所有人最高頻率和力量的愛。」
- 「帶走任何不愛自己的情緒，替換成強大的愛自己的能量。」
- 「將自我憎恨的能量轉化為愛自己的能量。」
- 「將羞愧感的能量轉化為愛自己的能量。」

14. 臨終療癒：
化解過去任何未解的議題

　　當生命臨近終點時，以下四件事非常重要：

　　一、臨終者如有任何長期的情感創傷和緊張的關係，此時都要全部化解。

　　二、提高臨終者的意識能量，以幫助他過渡到下一世。

　　三、增加臨終者的平靜感與幸福感。

　　四、協助留下來的生者避免過度悲傷。

　　死亡在西方社會通常被污名化是不幸的事，但這只是生命自然的過程，當挽救生命的各種方法已經起不了作用時，幫助臨終者／動物得到安寧，並提高他們的意識，這是你所能做到最有人道價值的事情。

　　對留下來的生者進行療癒也是很重要的，因為適度的

悲傷也是療癒過程的一部分，然而現代社會卻鮮少認同。

　　注意：即使一個人已經往生，你仍然可以對他們進行療癒，因為這就像科學家指出的，過去會永遠存在（即所謂的封存時間），所以對已經往生的人們進行療癒，可以幫助他們化解過去任何未解的議題，進而幫助他們完成自己的靈魂之旅。

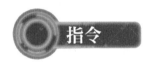

指令

- 「和諧臨終者＿＿＿與其照顧者之間的關係」
- 「當能量體從肉體解脫時，一切順利無礙。」
- 「提高臨終者對生死輪迴的接受力到最高點。」
- 「提高＿＿＿愛的程度。」
- 「消除對死亡的任何恐懼或擔憂。」
- 「消除與周遭的人們和家人和平相處的阻礙。」
- 「提升＿＿＿的意識能量到最高點。」
- 「提升此人的靈魂／意識／精神等能量到最高點。」

- 「提升所有醫務人員的意識能量到最高點。」
- 「清除所有未解的情緒。」
- 「發送出藍綠色能量。」
- 「發送出灰色能量。」
- 「向＿＿＿傳送愛的能量。」
- 「傳送愛的能量給所有尚在人世的家人和朋友。」
- 「送出放鬆與平靜。」
- 「轉化恐懼成為愛。」
- 「轉化對死亡的恐懼為輪迴的喜悅。」

15. 食物和飲料：
提供能量給食物和飲料

　　靈擺可以提供能量給你的食物和飲料。許多人在進食／喝水前祈禱／注入念力，並為他們的食物祈福。對食物進行靈擺療法，可將食物帶往另一個層次。除了你目前使用的任何祝福之外，將靈擺療法加進去，或是使用以下指令。請注意，靈擺並不能讓不健康的食物／飲料變得安全，所以應特別注意食品／飲料的選擇。

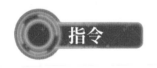
指令

- 「轉換我的水能量成藍綠色。」
- 「提升因食物而引起的組織胺抗過敏能力。」
- 「提升我的食物選擇。」

- 「清除水中所儲存的任何有害記憶。」
- 「和諧食物／飲料與我的身體。」
- 「提高我從食物中獲取營養的能力。」
- 「提高我的身體消化食物的能力。」
- 「增加我的胃消化食物的能力。」
- 「增加我的腸道中益生菌的活力。」
- 「消除食物中的任何有害物質。」
- 「消除食品加工所帶來的任何有害副作用。」
- 「消除我可以從食物中獲得最大效益的阻礙。」
- 「提升我對食物選擇的意識能量到最高點。」
- 「減少我對咖啡因／酒精的欲望。」
- 「減少我吃消夜的欲望。」
- 「抹去吃＿＿＿帶來的快樂記憶。」
- 「恢復我的消化系統。」
- 「傳送灰色能量給我想喝含糖飲料的渴望。」
- 「傳送灰色能量給我想吃垃圾食物的渴望。」
- 「傳送愛的能量給食物／水。」
- 「轉化動植物所遭受的任何痛苦為療癒能量。」

- 「轉變我成為一個注意飲食的人。」
- 「把我變成一個渴望健康食物的人。」
- 「消除對糖的渴望。」

16. 地磁壓力：
讓房子更適合人居住

　　人們居住的地方中，存在一些有害的地球能量，這些能量有可能是健康問題的肇因。有時候你可以使用靈擺指令輕鬆改變能量來解決問題。但某些情況下，例如電磁波、氡、黴菌、過敏原等環境毒素，你必須採取實際行動，同時結合「靈擺療法」才能產生效果。目前已知的如降低電磁波設備、地下銅椿、次石墨等，被用來嘗試解決此類問題但卻完全無效。因此我們需要透過教育、研究、實驗和關鍵性思考，才能解決地磁壓力和相關問題。

　　下面列出的指令都能幫助這類問題，首先確認並調查所有可能的毒素、黴菌、過敏原等的來源，然後找到補救方法和搬到別的地方居住。

　　請注意，除非你採取以下所述的其中一種方法，否則絕對無法消除或屏蔽電磁波：

一、將自己置身於完全屏蔽電磁場的密閉空間裡（請注意，在這種密閉空間裡，無法接收WIFI和手機訊號）。

二、或者你必須住在沒有電磁波的偏遠地方。這意謂著解決暴露電磁波的唯一方法，就是住在避免暴露的地方。所有其他解決方法都是騙人的，例如水晶、手機上的外掛裝置、形狀符號等都沒有作用。你可以使用電磁波測量裝置進行測試。基本上，如果你的環境中有電，你便會暴露於電磁波中，沒有什麼能夠封鎖它，除非離開該環境或將自己置入法拉第籠（Faraday cage）之類的電磁波屏蔽箱中。因此，任何靈擺指令都是為了減少危害結果。你無法使用靈擺來阻止電磁波。如果你遇到電磁波的問題，那麼唯一的解決方法，就是去沒有電磁波的地方。

另外還要注意的是，地磁壓力（geopathic stress）療法可以讓房子更適合人居住。這也有助於售出房子。你也可以用此方法結合療癒實體建物和可能存在的靈體。通常會鬧鬼的房子與地磁壓力是相關的，如果蓋房子時，破壞了當地的環境，會讓屋內的靈體不高興，因此療癒是有益處的。

　　最後，地磁壓力療法與風水結合使用非常有效，既可以與風水配合使用，也可以作為風水的取代方案。

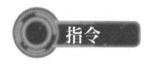

- 「調整我的身體可以適應此地的地球能量。」
- 「提升地球的療癒能量。」
- 「消除哈特曼網格（Hartmann Grid）上的雙負節點。」
- 「轉換黑色能量流成藍綠色。」
- 「轉換＿＿（要療癒的地方）的能量成藍綠色。」
- 「關閉所有入口／漩渦。」
- 「關閉能量流失。」
- 「用療癒能量反轉致癌能量。」
- 「分散有害的電磁場。」
- 「溶解水中的毒素。」
- 「激活地下水，轉化有害能量為療癒能量。」

- 「和諧我的身體與柯瑞（Curry）／哈特曼（Hartman）網格線和地磁線（Ley Lines）。」
- 「和諧環境中人與物的關係。」
- 「在最高的福祉下，和諧居住者和房間的能量。」
- 「增加整治黴菌的成功率。」
- 「消除任何有害的地球能量。」
- 「消除地磁的能量。」
- 「消除場所的有害記憶。」
- 「消除電磁波對我身體的危害。」
- 「消除環境中的負面情緒。」
- 「淨化地磁線，發揮最大效益。」
- 「提高我的意識，找到地磁壓力的區域。」
- 「提高我的意識，找到最好的房屋檢測專家，來確認並整治我家中的毒性源（例如氡、石棉、鉛、有毒水等）。」
- 「傳送灰色能量給任何有害的細菌。」
- 「轉換地磁線的能量成有益的能量。」
- 「增強我對過敏原的免疫力。」

17. 外靈問題：提高自己的意識

如果你住在有外靈的房子，但不在乎靈體的存在，持續提高自己的意識，那麼外靈的問題就很容易解決了。

——引述自大衛・霍金斯（David Hawkins）

基本上，意識低落的人和有外靈的房子，常常如同連體嬰一樣分不開。意識低落的特徵是抑鬱、恐懼、憤怒、貪婪、復仇、變態、驕傲、暴力等。所有外靈的問題都與意識低落的人和場所有關。一般來說，外靈的療癒方式是提高居住者和房子的意識能量，並解決生者和死者的任何情緒問題。舉凡情緒療法、地磁壓力療法和外靈療法等，都可以幫助減少外靈出沒的頻率和強度。

請注意：如果居住在屋內的人情緒不穩定或精神有問題，會無意識的產生一些心念，就可能會引來外靈。這種

現象與外靈不同，外靈是創傷性的心念能量，以及死者的靈和魂滯留未離開。如果你有外靈的問題，請集中精力進行情緒療癒，針對家中每位青少年和高度情緒或心理問題的個人，提高他們的意識，因為解決鬼魂和靈體的問題，要專注在療癒實體建物、也就是他們所居住的地方，其次才是居住在內的家庭成員。

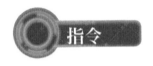

- 「關閉所有靈界入口／漩渦。」
- 「集中任何遺失的靈魂碎片，即刻以最佳的方式與他們的靈魂團聚。」
- 「幫助此地所有的靈魂能夠平靜的面對死亡，進而接受自己以新的存在形式繼續前進。」
- 「在所有相關人事物的最高福祉下，協助這個靈體去他該去的地方。」

- 「我要求所有的靈魂（往生者的自我認同意識）都被送到他們該去的地方，並且在他們最高的福祉下持續進化。」
- 「提高我偵測超自然現象的能力。」
- 「為了我們的健康和幸福，提升這個房間的愛到最高點。」
- 「提升愛的水平到最高點。」
- 「消除房內任何意識低落的能量，以及恐懼、痛苦的情緒。」
- 「消除任何恐懼或憂慮的能量。」
- 「消除任何有害能量。」
- 「消除家中的任何創傷。」
- 「消除環境中的負面情緒。」
- 「提升人的靈魂／意識／精神等意識能量到最高點。」
- 「提高意識和愛的水平，移除該地區所有殘留的創傷，並傳送神之愛與感激。」
- 「對可能吸引外靈的任何個人，提高他們的意識。」
- 「提升家裡每個人的意識到最高點。」

- 「傳送愛給所有外靈。」
- 「傳送愛給家裡的每個人。」
- 「傳送最高頻率的愛和力量給這屋子裡的所有靈魂。」
- 「傳送冬天的灰色能量給任何不是愛的事物，外靈問題
  就此停止了。」
- 「立即停止所有靈力攻擊。」
- 「轉化恐懼和憤怒的能量為愛。」

18. 健康問題：開始自我療癒

關於健康的議題著實占了本書很大的篇幅，它涵蓋了廣泛的問題，你可以參考不同的指令，對於各種不同的健康問題找到相關的靈擺指令。在本書不同章節會有一些重複的地方，例如此章節有介紹了DNA，但在「活化DNA」中也有更詳細的說明。所以當你有健康的問題時，請參考本書不同章節，以便找到最佳的方式療癒。另外也不要忘了同時處理情緒或前世之類的事。

法國科學家修馬利和貝利札的研究指出，靈擺可發射出電磁輻射，因此他們建立了「能量感應色表」來測量生物能量，而靈擺正因為有可被檢測的能量才可用於療癒。

靈擺療法的作用是在影響「精微體」，並將意念植於「人體氣場」當中。精微體會依據人的健康狀態，而散發出不同能量感應色。身體健康的人呈現藍綠色，生病的人則呈現負極綠色。靈擺療癒者能做的，就是將患者的能量

感應色轉變為藍綠色。藉由靈擺，當能量感應色轉為藍綠色時，身體便會從精微體「讀取」到「我痊癒了」的訊息，進而啟動自癒的過程。

如果一個人常常從環境中吸取負面想法，這些負面想法便會圍繞其精微體揮之不去，持續造成消極、悲觀，最後影響身體健康。你可以使用靈擺，來移除這些負面思想，並以正面思想取代，以得到幸福的人生體驗。

請記住，療癒是人自己完成的，靈擺指令只是激發身體反應所下的指令，之後就開始自我療癒或者減少對療癒的抗拒。所有健康問題，建議一定要諮詢醫生和其他醫療專業人士，找到真正的病因來治療。

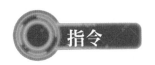

指令

一般療癒

• 「提升＿＿＿（身體部位）的生存意志達到百分百。」
• 「提升＿＿＿（身體部位）的生命力達到百分百。」

- 「把＿＿的生存意志提升到最高點。」

- 「轉換細胞、組織和器官的能量成藍綠色。」

- 「提升我的生存意志到最高點。」

- 「轉換＿＿（人／身體部位）的能量成藍綠色。」

- 「親愛的神啊！請幫我輕鬆、快樂和優雅的老去。」

- 「親愛的神啊！請讓我知道我是否需要傳統的醫療照護。」

- 「親愛的神啊！我請求除掉任何治療的障礙。」

- 「減少我必須治療的障礙。」

- 「讓我的身體充滿活力。」

- 「和諧藥物與我的身體，讓我很健康。」

- 「我見證了完全痊癒。」

- 「增加我接收療效的能力。」

- 「提升我的活力到百分百。」

- 「讓我身體的每一個細胞、組織和器官中充滿了愛且達到最高點。」

- 「為了我的健康與幸福，將我＿＿（身體部位）的意識能量提升到最高點。」

- 「將＿＿＿（遇到問題的身體部位）的勇氣提升到最高點。」
- 「為了健康與幸福，將生存意志提升到最高點。」
- 「提高生存意志、力量和接受能力。」
- 「提高治療＿＿＿的意願。」
- 「將此人的酸鹼度pH值調整到最適合的值。」
- 「讓安慰劑產生最大的作用，增強醫療的治癒力量。」
- 「消除任何疾病。」
- 「消除疼痛。」
- 「消除疾病的能量。」
- 「消除創傷的能量。」
- 「提高我＿＿＿（器官）的生存意志，達到最高點。」
- 「提高我身體的智慧到最高點。」
- 「提升＿＿＿（你正在治療的人的）意識能量到最高點。」
- 「身心系統協調的意識能量提升到最高點。」
- 「移除所有創傷的經驗。」
- 「發射紫外線給有害細菌。」
- 「轉化低落的生命力為最強的生命力。」
- 「提升我的生命力到最高點，以達到健康與幸福。」

自閉症

- 「降低＿＿＿（人）對＿＿＿（物）的敏感度。」
- 「進行一般的醫療方案和脈輪療癒（減少上脈輪的大小和強度，並每天加強一點脈輪的工作）。」
- 「和諧＿＿＿和其他人之間的關係。」
- 「和諧五種感官功能。」
- 「幫助＿＿＿被理解和接受。」
- 「提高意識。」
- 「增加愛的程度。」
- 「消除任何說話的障礙。」
- 「消除感官的極端現象。」
- 「消除此人與他人之間的負面想法、情緒和記憶。」
- 「傳送鎮定的能量給＿＿＿。」

老化

- 「接受老化及其所帶來的益處。」
- 「提升我的新陳代謝到最高的效能。」

- 「減少老化的有害影響。」
- 「緩解我身體老化的壓力。」
- 「和諧我與老化中身體的關係。」
- 「和諧我和生活中無法相處之人的關係。」
- 「提高我身體活動的程度。」
- 「增加我的新陳代謝，以維持我年紀的健康水準。」
- 「增加老化有益處的面向。」
- 「消除生活中帶來的創傷。」
- 「提升身心系統協調的意識能量到最高點。」
- 「增強我在老化過程中的平靜感。」
- 「轉變我對老化的有害信念為有益。」
- 「消除我對老化的負面看法。」

血液

- 「調節我的血液，讓我的體溫調整到最佳狀態。」
- 「平衡血液中的鹽含量，以達到最佳健康狀態。」
- 「讓我體內血液循環沒有阻礙。」

- 「提高我的血液代謝廢物的能力。」
- 「提高血液的能力,將氧氣成功輸送到身體各組織。」
- 「提高我的血液供給營養的能力。」
- 「轉換所有動脈、靜脈、微血管的能量成藍綠色。」
- 「轉換血漿的能量成藍綠色。」
- 「轉換心臟的能量成藍綠色。」
- 「排除我血液中的毒素。」
- 「我見證了健康的血液細胞形成。」
- 「我見證了身體內血液的循環很健康。」
- 「提高抗氧化功能,並消除自由基。」
- 「增加DAO(二胺氧化酶)抗組織胺的作用程度,並去除過量的組織胺。」
- 「增加紅血球細胞,並讓它們維持在最健康狀態。」
- 「提高血液吸收養分和排掉毒素的能力,以達我的最佳健康與幸福。」
- 「提高我的血液排毒能力,讓毒素可以排出身體。」
- 「增加血液順暢流向＿＿＿(身體部位)。」
- 「增加健康的紅血球數量。」

- 「提升血液的氧氣吸收能力到最高點，增進健康。」
- 「增加白血球，並維持在最健康的狀態。」
- 「強化白血球和提升其偵察體內外來物的意識，以強化血液的免疫功能。」
- 「保持血液pH值在7.35至7.45之間。」
- 「維持最佳的血液酸鹼度。」
- 「消除動脈中的血栓斑塊堆積。」
- 「消除我血液中的毒素。」
- 「優化血液傳遞激素的能力。」
- 「優化血液傳遞氧氣和排除二氧化碳的能力。」
- 「傳送藍綠色能量給血液細胞和骨髓。」
- 「傳送灰色能量給任何有病的血液。」
- 「傳送灰色能量到血液中的任何寄生蟲。」
- 「強化血液凝結、止血、結痂的能力，達到迅速療癒。」

骨骼

- 「平衡骨骼重新吸收和生長的速度。」
- 「轉換骨細胞的能量成藍綠色。」

- 「我見證了骨骼健康在最佳的狀態。」
- 「提高身體蒐集和利用礦物質促進骨骼生長的能力。」
- 「增加身體活動程度／次數，以提高骨骼強度。」
- 「消除骨折引起的創傷。」
- 「發送紅光到骨骼的生長細胞。」
- 「轉變有問題的關節為健康的關節。」
- 「見證了骨折完全癒合。」

大腦（例如昏迷、中風等）

- 「在此人最高的福祉下，讓他恢復協調的身心。」
- 「轉換大腦的能量為藍綠色。」
- 「轉換大腦皮層的能量為藍綠色（適用於感知意識和感官）。」
- 「和諧大腦皮層內資訊／訊號的流動。」
- 「和諧視丘和大腦皮層之間的感官資訊流。」
- 「我見證了大腦已完全療癒。」
- 「提高大腦傳遞和接收資訊的能力。」

- 「將大腦的血流量提升到最佳狀態。」
- 「提升谷氨酸（glutamate）到最高點，達到健康與幸福。」
- 「優化大腦組織到最佳狀態，以增加血液循環。」
- 「增加流經視丘的資訊流。」
- 「將大腦皮層的活力提升到最高點。」
- 「消除任何大腦正常功能的障礙。」
- 「消除大腦送出和接收資訊的任何障礙。」
- 「消除DNA對腦細胞的損害。」
- 「消除大腦皮質能量的障礙。」
- 「消除大腦的創傷。」
- 「排除中風／癲癇發作所造成的大腦損害。」
- 「從昏迷狀態復元，讓此人恢復正常。」

燒燙傷

- 「降低燒燙造成熱度的影響。」
- 「我見證了燒燙傷完全療癒。」
- 「提升皮膚生存的意志力到達最高點。」

- 「消除燃燒所產生的熱度。」
- 「消除疼痛。」
- 「排掉所有多餘的熱度。」
- 「排掉燒燙傷口的熱度」
- 「恢復皮膚的生命力。」
- 「傳送出冷卻能量。」

流血

- 「減少傷口的血液流動。」
- 「我見證了傷口完全癒合。」
- 「消除過多的流血。」
- 「移除受傷的創傷。」
- 「停止大量出血。」
- 「送出藍綠色能量促進治療。」
- 「送出灰色能量，阻止流血過多。」
- 「使傷口療癒。」
- 「強化我的血液凝結、止血、結痂的能力，以便迅速癒合。」

癌症

- 「癌細胞與身體和平共處。」
- 「轉變所有癌細胞未入侵的組織和器官為藍綠色。」
- 「親愛的神啊！醫治我的癌症。」
- 「我見證了癌症的自發性緩解。」
- 「我見證了癌症的完全療癒。」
- 「增加健康細胞的強度。」
- 「我的正常細胞教導癌細胞如何死亡。」
- 「消除癌細胞與身體和平共處的障礙。」
- 「排除／消除放射治療、化療和其他藥物的所有副作用。」
- 「傳送愛給所有癌細胞。」
- 「傳送冬天的灰色能量給所有癌細胞。」
- 「縮小腫瘤。」
- 「轉化癌細胞為健康細胞。」

細胞

- 「細胞相互調合，以達到組織和器官最大的功能。」
- 「消除老化對細胞的有害影響。」
- 「轉換細胞的能量成藍綠色。」
- 「清除細胞內的代謝廢物。」
- 「激發新細胞的生長。」
- 「和諧細胞彼此之間的生長。」
- 「我見證了細胞正常的有絲分裂和減數分裂。」
- 「提高抗氧化功能和消除自由基。」
- 「為了我的健康與幸福，提升細胞自噬到最高點。」
- 「增加細胞求生的意志。」
- 「提升／改變我的新陳代謝達到最有效的功能。」
- 「讓健康細胞的生長極大化。」
- 「消除任何健康細胞生長的障礙。」
- 「消除我的細胞中廢物的堆積。」
- 「消除由自由基引起的氧化作用。」
- 「減少細胞氧化的損傷。」

- 「傳送藍綠色能量給細胞器官。」
- 「將不健康的細胞轉化為健康的細胞。」

感冒和流感

- 「消除我體內所有的感冒／流感病毒。」
- 「消除所有感冒／流感病毒的RNA。」
- 「將我的免疫系統提升到最高點。」
- 「提升生命力和免疫系統的意識到最高點。」
- 「發出紫外線C（UVC）給感冒／流感病毒。」

便祕

- 「傳送冬天的灰色能量給實際的便祕」
- 「傳送藍綠色能量給順暢排便。」
- 「消除排便的障礙。」
- 「我見證了順暢排便。」

糖尿病

- 「轉換胰島素的能量成藍綠色。」
- 「轉換胰臟細胞的能量成藍綠色。」
- 「轉換胰臟的能量成藍綠色。」
- 「降低身體排斥胰島素。」
- 「減少過量的血糖。」
- 「和諧胰島素與身體。」
- 「我見證了體重減輕和恢復健康。」
- 「我見證了最佳血糖狀態。」
- 「提高細胞吸收血液中葡萄糖的能力。」
- 「提高細胞對胰島素的正確反應能力。」
- 「增加身體產生胰島素的水準（1型）。」
- 「增加胰臟中β細胞的數量（1型）。」
- 「為了健康與幸福，增加運動量。」
- 「增加對胰島素的反應。」
- 「增加對胰島素的敏感度。」
- 「降低血糖程度。」

- 「消除胰島素注射液的創傷。」
- 「減少血液中過多的葡萄糖。」
- 「將我的血糖降低到健康程度。」
- 「將我的身體血糖調節系統恢復到正常功能。」
- 「傳送藍綠色能量給胰臟。」
- 「支持此人吃健康的飲食。」
- 「消除對眼睛、腎臟和神經的傷害。」

DNA

- 「祈求高我，清除來自歷代祖先在我的DNA中有害的記憶（表觀遺傳）。」
- 「增加端粒酶逆轉錄酶（telomerase reverse transcriptase）的作用，以恢復健康的端粒。」
- 「消除遺傳密碼的積累錯誤。」
- 「消除有害的DNA甲基化（表觀遺傳）。」
- 「恢復受損的端粒。」
- 「幫助DNA的正確複製。」

- 「消除老化對端粒的損害。」
- 「消除陽光對我的 DNA 的損害。」

腹瀉

- 「我見證了腹瀉完全痊癒。」
- 「消除腹瀉引起的微生物感染。」
- 「傳送藍綠色能量給有益的細菌。」
- 「傳送灰色能量給引起腹瀉的細菌和病毒。」
- 「傳送灰色能量給腹瀉。」

消化

- 「轉換唾腺、咽喉、食道、胃、小腸、大腸、直腸、肝膽、胰臟的能量為藍綠色。」
- 「轉換膽囊的能量成藍綠色。」
- 「轉換腸子的能量成藍綠色。」
- 「轉換胃和食道之間的肌肉能量成藍綠色（胃酸逆流）。」
- 「減少酸液的向上流動（胃酸逆流）。」

- 「消除膽結石。」
- 「和諧麩質和我的消化系統（乳糜瀉）。」
- 「和諧我的免疫系統與消化系統（慢性病／乳糜瀉）。」
- 「和諧食物／飲料和我的身體。」
- 「和諧膽結石並從膽囊中排出。」
- 「我見證了我的消化系統運作良好。」
- 「我見證了膽結石完全治癒。」
- 「我見證了消化潰瘍完全治癒。」
- 「將腸道的意識能量提升到最高點。」
- 「我的消化系統很健康。」
- 「消除免疫系統對消化系統的攻擊（慢性病／乳糜瀉）。」
- 「消除胃酸逆流。」
- 「消除食物／飲料中的毒素。」
- 「消除我的身體對麩質的不良反應。」
- 「最佳化我消化乳糖的能力。」
- 「減少過量的酸液。」
- 「減少消化系統的發炎症狀。」
- 「給我的身體補充水分。」

- 「傳送藍綠色能量給憩室。」
- 「傳送藍綠色能量給排便。」
- 「傳送藍綠色能量給有益細菌。」
- 「傳送灰色能量給便祕。」
- 「傳送灰色能量給幽門螺旋桿菌（適用於消化性潰瘍）。」
- 「發送紫外線給有害細菌（食物中毒）。」
- 「收緊胃和食道之間的肌肉（胃酸逆流）。」
- 「轉化胃和小腸壁上的潰瘍成健康的細胞（適用於消化性潰瘍）。」

疾病

- 「使我保持最佳健康。」
- 「轉換我身體的能量成藍綠色。」
- 「抗衡疾病。」
- 「降低疾病的生命力。」
- 「排除情緒低落或傾向，避免積累疾病的能量。」
- 「減輕疾病對我身體的有害影響。」

- 「我身體完全健康，沒有疾病。」
- 「我見證了____病的完全療癒。」
- 「提升我的免疫力到最高點。」
- 「消除疾病的能量。」
- 「恢復最佳健康狀態。」
- 「使致病的微生物沒有作用。」
- 「使我的身體恢復健康。」
- 「傳送灰色能量給疾病。」
- 「傳送紫外線給任何有害細菌。」
- 「強化我的免疫系統。」
- 「讓藥物與我的身體一起終結疾病。」
- 「轉化疾病的能量為健康。」
- 「消除疾病的影響。」
- 「弱化疾病。」

耳朵

- 「轉換耳朵的能量成藍綠色。」
- 「轉換內耳的能量成藍綠色。」
- 「減少耳垢堵塞。」
- 「降低耳朵對聲響（耳鳴）的敏感度。」
- 「減輕焦慮（耳鳴）。」
- 「排出耳朵中的液體。」
- 「排出導致中耳壓力的液體。」
- 「和諧耳垢的排出。」
- 「和諧毛細胞、聽覺神經和大腦中的聽覺皮層（耳鳴）。」
- 「我見證了耳朵無感染。」
- 「增加耳垢的排出。」
- 「消除聽覺神經的過度刺激（耳鳴）。」
- 「消除耳朵感染的疼痛。」
- 「消除聽覺皮層的創傷。」
- 「消除耳朵的創傷。」
- 「消除耳朵毛細胞的損傷。」

- 「打開耳咽管。」
- 「將中耳的壓力調整到最佳狀態。」
- 「減輕耳咽管發炎。」
- 「減輕耳膜上的壓力。」
- 「恢復聽力。」
- 「傳送抗生素的能量給中耳，清除感染。」
- 「傳送紫外線（UVB）給耳朵，消除感染。」
- 「減緩耳垢的形成。」
- 「讓聽力損失復元。」
- 「見證了耳膜完全治癒。」

眼睛

- 「轉換我的眼睛成藍綠色能量。」
- 「轉換視神經的能量成藍綠色。」
- 「親愛的神啊！請改變我眼球的形狀，以改善視力。」
- 「減輕我的眼睛的壓力。」
- 「消除白內障。」

- 「將光線均勻的聚焦在視網膜上。」
- 「提高我的其他感官能力，以彌補視力下降。」
- 「我會找到最好的眼科醫生。」
- 「我見證了眼睛的完全痊癒。」
- 「增加眼睛晶狀體的柔韌性。」
- 「在我的最高福祉下，讓眼睛產生最多的淚液。」
- 「消除眼睛結構變化，不致影響視力。」
- 「消除黃斑病變。」
- 「消除老化對眼睛的影響。」
- 「消除眼睛手術造成的創傷。」
- 「使我的淚腺正常。」
- 「使角膜恢復活力。」
- 「使黃斑部恢復活力。」
- 「使鼻淚管恢復活力。」
- 「遏止白內障形成。」
- 「傳送藍綠色能量給我，找到最適合的眼科醫生。」
- 「傳送療癒給視神經。」
- 「讓我的眼睛傷害復元。」

- 「消除所有障礙，讓我可以清楚的看到世界。」
- 「使我的眼睛充滿活力。」

急救

- 「我傳送愛和療癒給所有與這個緊急事件有關的人。」
- 「我見證了這個人完全痊癒了。」
- 「提升醫療急救人員的意識到最高點，他們才能使病人活下來。」
- 「移除經歷的所有創傷。」
- 「移除任何障礙，讓＿＿＿活下來。」
- 「傳送藍綠色能量給救護車，快速抵達醫院。」
- 「傳送藍綠色能量給最佳的人選，出現來拯救此人的生命。」
- 「傳送愛給任何塞車（會阻止我們展開急救），我見證了交通的暢通。」

痛風

- 「消除血液中的尿酸。」
- 「降低血液中的尿酸程度。」
- 「消除在關節中的針狀結晶。」
- 「減輕發炎症狀。」

頭髮

- 「轉換黑色素細胞的能量成藍綠色（對於白髮）。」
- 「轉換頭皮／毛囊中的細胞能量成藍綠色。」
- 「轉換毛囊的能量成藍綠色。」
- 「親愛的神啊！增加我頭髮的生長。」
- 「傳送紅色能量給毛囊。」

頭痛

- 「平衡大腦的化學活性。」
- 「轉換頭部和頸部血管、肌肉和神經的能量成藍綠色。」

- 「轉換大腦的能量成藍綠色。」
- 「協調大腦的功能最佳化。」
- 「降低頭內疼痛感神經的敏感度。」
- 「減輕神經元的過多電荷。」
- 「平衡大腦能量。」
- 「我見證了自己感覺很棒。」
- 「我見證了頭痛完全痊癒。」
- 「讓大腦活動正常（偏頭痛）。」
- 「讓大腦發揮最佳功能。」
- 「減少過度使用藥物治療頭痛症狀的副作用。」
- 「放鬆大腦。」
- 「同步大腦功能。」
- 「轉化疼痛為歡樂。」
- 「轉化頭痛能量為幸福感。」
- 「減輕頭痛。」

心臟和循環系統（另請參閱「脈輪」部分和健康問題的「血液」項目）

- 「轉換心臟組織的能量成藍綠色。」
- 「轉換動脈、靜脈、微血管和瓣膜成藍綠色。」
- 「使身體充滿活力。」
- 「強化心臟的能量把血液更有效的打到全身各處。」
- 「和諧心律調節器與身體／心臟。」
- 「提升我心臟的意識能量到最高點。」
- 「增加此人運動的水平／次數。」
- 「降低血壓。」
- 「讓血液順暢流動最佳化。」
- 「消除動脈硬化。」
- 「消除動脈中血栓斑塊的堆積。」
- 「消除心臟病發作帶來的創傷。」
- 「消除心臟手術帶來的創傷。」
- 「讓血壓正常。」
- 「讓脈搏／心律正常。」

- 「恢復心臟健康。」
- 「將心跳恢復到平靜時的狀態。」
- 「將紅光傳送給心臟組織。」
- 「消除對心臟的傷害。」

激素

- 「使身體適應激素指數偏低的狀態。」
- 「減輕激素指數偏低的衝擊，讓身體機能仍然保持極大化。」
- 「消除水中的污染激素。」
- 「轉換（松果體、下視丘、腦下垂體、甲狀腺、胸腺、胰臟、腎上腺、睪丸、卵巢）的能量成藍綠色。」
- 「轉換內分泌系統的能量成藍綠色。」
- 「和諧老化現象和激素改變。」
- 「和諧激素改變與我的身體。」
- 「在我的最高福祉下，幫助我的身、心、靈能適應體內不斷發生的激素變化。」

- 「提升多巴胺到正常的指數。」
- 「增加雌性激素的指數。」
- 「增加睪丸激素的指數。」
- 「提升我的褪黑激素指數到最佳化。」
- 「增加我的甲狀腺激素指數。」
- 「增加雌性激素和黃體素的指數。」
- 「增加甲狀腺的生存意志。」
- 「在激素低的情況下，讓身體機能仍然保持極大化。」
- 「消除避孕藥對激素有害的副作用。」
- 「消除腎上腺素。」
- 「消除激素治療中有害的副作用／創傷。」
- 「消除壓力對激素系統的影響。」
- 「將內分泌系統的活力提升到最高。」
- 「降低我的皮質醇指數。」
- 「使我的激素恢復正常（例如在哺乳、懷孕等之後）。」
- 「使更年期的變化與健康／幸福同步。」

免疫系統（適用於感染和自身免疫性疾病）

- 「轉換＿＿＿（黏膜、扁桃體、淋巴管、胸腺、淋巴結、皮膚、脾臟、骨髓、淋巴管、巨噬細胞、T細胞）的能量成藍綠色。」

- 「和諧身體的免疫系統。」

- 「和諧巨噬細胞和輔助性T細胞之間的關係。」

- 「我見證了免疫系統皆正常運作。」

- 「增加抗體的生成。」

- 「提高巨噬細胞吞噬受感染細胞的能力。」

- 「提升免疫系統的能力，可以識別和消除傳染性生物和入侵者。」

- 「消除免疫系統對人體的攻擊。」

- 「強化我的免疫系統」

- 「恢復我的免疫系統的平衡。」

- 「使我的淋巴結恢復活力。」

發炎（治療免疫系統）

- 「降低對組織胺的敏感度。」
- 「降低發炎的指數／數量。」
- 「和諧食物與我的身體。」
- 「我見證了免疫反應正常運作。」
- 「增加對組織胺的忍受度。」
- 「增加二胺氧化酶的水平。」
- 「減少錯誤警報的免疫反應。」
- 「消除多餘的白血球細胞、免疫細胞和細胞因子。」
- 「消除發炎症狀。」
- 「消除發炎的副作用。」
- 「減輕發炎症狀。」
- 「轉化發炎物質為不發炎物質。」
- 「增加抑制 T 細胞的活性，以降低免疫力。」

受傷

- 「轉換能量成藍綠色。」

- 「我見證了完全痊癒。」
- 「排掉／消除創傷的能量。」

萊姆病

- 「關閉所有與蜱蟲叮咬相關的入口。」
- 「和諧此人和他家人之間的關係。」
- 「消除萊姆病的能量。」
- 「消除蜱蟲疾病的能量。」
- 「消除家庭成員之間的負面想法、情緒和記憶。」
- 「排掉蜱蟲疾病的能量。」
- 「排掉抗生素引起的副作用。」
- 「見證了蜱蟲叮咬後的完全治癒，沒有任何疾病。」

醫療護理

- 「轉換檢查室／手術室的能量成藍綠色。」
- 「在醫療過程中，和諧我和所有認識、不認識的人的關係。」

- 「和諧醫療與身體。」
- 「我見證了＿＿一切順利，因此我的治療成功了。」
- 「消除醫院／診所裡所出現任何恐懼、痛苦和意識低落的情緒。」
- 「提高參與醫療體驗的每個人的意識和愛的程度。」
- 「消除藥物／抗生素所引起的副作用。」
- 「移除／消除手術中的創傷。」

藥物治療

- 「調和身體與這藥物，以達到最健康的狀態。」
- 「我的身體可以安全的消化這藥物和排出產生的分解物。」
- 「減少藥物的任何副作用。」
- 「調和疫苗與身體。」
- 「我見證了我正確服藥。」
- 「增加藥物的有效性。」
- 「消除我從這藥物中受益的任何阻礙。」
- 「消除藥物和治療中的任何副作用。」

- 「消除藥物有害的副作用。」
- 「提高我的意識，這樣我才能正確服藥。」
- 「當醫生開處方時，提升醫生的意識能量到最高點。」
- 「將藥劑師的意識能量提升到最高點。」
- 「移除抗生素不好的副作用。」
- 「移除所有藥物／疫苗不好的副作用。」
- 「傳送藍綠色能量給藥局，快速且正確的配藥。」

蚊蟲叮咬

- 「減少被叮咬的過敏反應。」
- 「發揮任何驅蟲劑和止癢膏等最大的功效。」
- 「消除咬傷的創傷。」
- 「去除任何驅蟲劑和止癢膏等的副作用。」
- 「傳送藍綠色給被咬傷產生反應的組織和細胞。」
- 「傳送冬天的灰色能量給蚊子傳播的寄生蟲。」
- 「傳送冬天的灰色能量給叮咬所造成的反應。」
- 「見證了叮咬傷口完全癒合了。」

肌肉

- 「轉換肌動蛋白和肌球蛋白成藍綠色。」
- 「轉換肌肉、肌腱、韌帶成藍綠色。」
- 「親愛的神啊，請增加肌肉的神經功能。」
- 「親愛的神啊，請增加肌肉的生理強度。」
- 「強化我的肌肉能量。」
- 「調和我的肌肉。」
- 「調和肌肉與神經系統」
- 「增加肌動蛋白和肌球蛋白的生長。」
- 「增加肌肉組織的生長。」
- 「增加＿＿＿（人）運動的水平／次數。」
- 「增加肌肉對生長激素蛋白的敏感度。」
- 「消除肌肉組織生長中的任何障礙。」
- 「恢復我的肌肉系統。」
- 「傳送紅光給肌肉以激發生長。」

神經系統

- 「轉換神經細胞的能量成藍綠色。」
- 「轉換神經系統的能量成藍綠色。」
- 「降低或提升神經系統的敏感度。」
- 「強化神經系統的能量。」
- 「調和／同步中樞和周圍神經系統。」
- 「調和神經系統的能量流動。」
- 「將神經系統的活力提升到最高水平。」
- 「提高神經系統代償的能力。」
- 「消除神經系統的創傷。」
- 「讓受損的神經／腦組織重新生長。」

疼痛

- 「降低疼痛水平及次數。」
- 「消除疼痛。」
- 「減輕我對過度疼痛的敏感度。」
- 「將痛苦轉化為理解。」

寄生蟲

- 「提升有效控制跳蚤、蜱蟲的最佳方法。」
- 「讓跳蚤看不到我的寵物。」
- 「傳送冬天的灰色能量,以激發任何不健康細胞、有害細菌、病毒、寄生蟲或癌細胞的死亡。」
- 「提高免疫系統抵禦寄生蟲的能力。」
- 「排出寄生蟲。」
- 「減少寄生蟲的數量。」
- 「消除抗寄生蟲藥物的副作用。」
- 「調和抗寄生蟲藥物與身體。」
- 「增加抗寄生蟲藥對寄生蟲的對抗作用。」

皮膚

- 「使皮膚的生命力達到百分百。」
- 「轉換膠原蛋白和彈性蛋白的能量成藍綠色。」
- 「轉換皮膚的能量成藍綠色。」
- 「和諧皮膚乳霜和身體。」

- 「我見證了皮膚的再生。」

- 「我見證了皮膚完全癒合。」

- 「增加真皮纖維細胞轉成脂肪細胞。」

- 「增加皮膚細胞的健康。」

- 「提升肌膚的生存意志到最高點。」

- 「消除皮膚膠原蛋白和彈性蛋白所受的傷害。」

- 「消除皮膚癌。」

- 「消除太陽造成的傷害。」

- 「消除臉部表情引起的皺紋。」

- 「恢復皮膚健康。」

- 「收縮所有的黑頭／粉刺。」

- 「將癌細胞轉化成正常細胞。」

- 「轉化燒傷的皮膚成健康的皮膚。」

睡眠

- 「降低我對夜間光線／聲音的敏感度。」

- 「縮小頂輪的大小。」

- 「強化腦波功能。」
- 「讓身體與睡眠互相調和。」
- 「我現在有睡意了。」
- 「我可以在晚上睡著達到深度休息。」
- 「我見證自己睡著了。」
- 「增加我的睡眠能力。」
- 「增加運動量，使我的身體在晚上感到疲倦。」
- 「提升我的褪黑激素到最佳水平。」
- 「增加我對褪黑激素／多巴胺的敏感度。」
- 「將我的睡眠時間提升到最高水平。」
- 「增加我身體放鬆的強度。」
- 「消除所有壓力。」
- 「消除咖啡因、酒精、尼古丁、電腦螢幕光線等效應。」
- 「放鬆我的身體／頭腦。」
- 「移除阻礙我的睡眠的任何障礙。」
- 「恢復我良好的睡眠能力。」
- 「恢復我的生理節奏。」
- 「增強放鬆想法／情緒的感覺，以促進入睡。」

- 「提高晚上分泌褪黑激素／多巴胺的指數。」
- 「將失眠轉變為深度睡眠。」

壓力

- 「改變我承受壓力的能力。」
- 「調整自己朝向無壓力的生活。」
- 「強化無壓力的感覺。」
- 「降低我對壓力的反應。」
- 「減少我生活中的壓力。」
- 「降低壓力的重要性或效應。」
- 「我與有壓力的人和情境保持和諧的關係。」
- 「我見證了自己正在釋放壓力。」
- 「增加放鬆。」
- 「消除壓力。」
- 「調整我生活和工作舒適度的水平到最佳化。」
- 「降低我的皮質醇指數。」
- 「抑制我承擔壓力的欲望。」

胃痛

- 「轉換消化系統的能量成藍綠色。」
- 「轉換胃、腎臟、肝臟、小腸和大腸、闌尾、胰臟、膽囊、脾臟的能量成藍綠色。」
- 「減少胃／腸的發炎。」
- 「減少腸胃脹氣的產生。」
- 「調和食物與我的身體。」
- 「我見證了我的胃痛完全痊癒。」
- 「增加消化食物的能力。」
- 「消除消化系統中的任何有害能量。」
- 「消除食物的有害結果。」
- 「消除胃酸逆流的酸鹼值。」
- 「提升我消化系統的意識能量到最高點。」
- 「傳送冬天的灰色能量到胃部的流感病毒和細菌。」

抽菸

- 「去除抽菸的習慣。」
- 「去除抽菸的欲望。」
- 「使我恢復抽菸前的健康狀態。」
- 「傳送冬天的灰色能量給抽菸。」
- 「傳送藍綠色給停止抽菸。」
- 「消除抽菸對我身體造成的傷害。」

曬傷

- 「消除太陽的傷害。」
- 「移除所有熱。」
- 「傳送療癒的能量給我的皮膚。」

牙齒

- 「轉換牙齒和牙齦的能量成藍綠色。」
- 「和諧我和牙醫、技術人員的關係。」

- 「我見證了成功的牙齒手術。」
- 「我見證了＿＿牙齒手術完全治癒。」
- 「強化我的牙刷／牙膏／漱口水等的功效。」
- 「消除鎮靜劑／牙科藥物的任何有害的副作用。」
- 「消除我牙齒的疼痛感。」
- 「消除＿＿牙齒手術的創傷。」
- 「提升牙醫和技術人員的意識能量到最高點。」
- 「傳送療癒能量到牙齒、牙齦、下顎骨。」
- 「傳送冬天的灰色能量給牙齒和牙齦中有害的細菌。」
- 「傳送冬天的灰色能量到感染的部位。」
- 「傳送冬天的灰色能量到有菌斑的部位。」

19. 假期：傳送愛的時機

對許多人而言，放假不工作時無法放鬆，反而會感到極大的壓力。可以使用本章節的靈擺指令來增加假期的樂趣，同時減輕壓力。假期也是療癒阿卡西紀錄的好時機，因為一生中，人與人之間的衝突所造成的業力是需要被療癒的，如此才能擺脫因果循環。利用休假期間當作傳送愛的時機，玩得開心，並療癒任何業力關係。

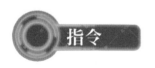

- 「我祈求所有參加者都很安全，大家都很享受這個夜晚。」
- 「我見證了我的家人在＿＿假期裡和諧相處，並享受最大的快樂。」

- 「消除愛犬對煙火的恐懼。」
- 「提升造成交通減速原因的意識。」
- 「提升所有人在遊行／施放煙火中的意識。」
- 「傳送藍綠色能量到塞車狀況。」
- 「傳送鎮定的能量給我的寵物。」
- 「在假期間，減少衝突的次數，和增加歡樂與和諧的程度。」
- 「和諧我家庭成員之間的關係。」
- 「我見證了每個人在假期中相處得很愉快。」
- 「在假期中增加愛和享受的程度。」
- 「消除所有壓力。」
- 「提高（任何與旅行有關的人，如航空公司機師等）的意識到最高點。」
- 「傳送藍綠色能量給我的家人，讓他們能準時連結上旅程所有的安排。」
- 「傳送藍綠色給任何交通壅塞。」
- 「傳送愛的能量。」

20. 住家問題：調整住家的能量

　　你可以利用靈擺調整住家的能量，使其變成一個很好的居住場所。此章節所敘述的指令和地磁壓力有部分重疊，所以你也要參考該章節。最後你可以同時療癒可能滯留的靈體，如此對療癒住家也是有幫助的。為住家進行所有這些療癒，最終使住家更適合居住，甚至如果你想賣房子的話，也會比較容易脫手。

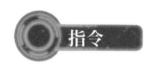

- 「轉換＿＿＿房間／房子的能量成藍綠色。」
- 「轉換房子供水的能量成藍綠色。」
- 「關閉所有能量門戶或漩渦。」
- 「吸引源源不斷的療癒能量流湧入我們家。」

- 「互相調和我家與黴菌／害蟲防治處理。」
- 「和諧我與家中靈體的關係。」
- 「和諧我與鄰居的關係。」
- 「和諧住家與在地的靈體之間的關係。」
- 「在一切最高的福祉下，和諧居住者與房間／房子的能量。」
- 「和諧住家的能量。」
- 「和諧居住家中所有人的關係。」
- 「提升這個房間／家中的愛到最高點，以達到健康和幸福。」
- 「讓小偷和入侵者看不到我的家。」
- 「消除房間／家中的任何恐懼、痛苦和意識低落的情緒。」
- 「消除房間／家中的任何負面情緒。」
- 「保護我的房屋免受盜竊、火災、水災等傷害。」
- 「提高＿＿居家維修專家的意識。」
- 「提升家中滯留的靈體意識到最高點。」

- 「為了我們的健康和幸福，提升這個房間／家的意識能量到最高。」
- 「移除因房子＿＿＿工程所造成的創傷。」
- 「傳送愛與療癒給令我抓狂的鄰居們。」
- 「傳送愛給滯留家中的靈體。」
- 「傳送冬天的灰色能量給任何來自外面的噪音。」
- 「消除因房子建造時對當地靈體所造成的創傷。」

21. 順勢療法：從靈擺中受益

　　如果你選擇使用順勢療法或是治療執行的人，將能從靈擺療法中受益。我將這個主題分為兩個部分：順勢療法的業餘使用者和順勢療法的醫生。

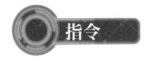

順勢療法使用者

- 「消除所有麥亞森的生命力（麥亞森：Miasms，在順勢療法指的是從歷代祖先所帶來先天的弱點，因而導致生病的家族能量，但非指遺傳）。」
- 「減輕服用順勢療法藥物的不良副作用。」
- 「增加順勢療法藥物的效用，以激發我身體主要疾病的療效，因而很容易就痊癒了。」

- 「增加服用順勢療法藥物的有益效果。」
- 「在我的最高福祉下，增加順勢療法藥物的功效。」
- 「增加同步性的次數，讓我找到最佳的順勢療法醫生及藥物。」
- 「發揮我身體最大的能力，以得到平衡和抵消有害的麥亞森。」
- 「發揮我身體最大的能力，可以吸收藥品和得到痊癒。」
- 「消除任何障礙，讓我認出誰是最好的順勢療法醫生。」
- 「消除所有的麥亞森。」
- 「提高順勢療法醫生、工作人員及所有相關人員的意識，這樣我才能得到最佳的診療和我需要的幫助。」
- 「強化我的身體抵抗和釋放麥亞森的能力。」

順勢療法醫生

- 「提高我診斷患者的能力。」
- 「激發藥品的效用。」
- 「在一切最高的福祉下，增加順勢療法藥物的效用，以激發患者身體主要疾病的療效。」

- 「將我的療效提升到最高點。」
- 「發揮我最大的能力，可以從慢性疾病辨認急症。」
- 「發揮安慰劑的最大作用，以提高順勢療法的療效。」
- 「消除玻璃器皿中任何污染物／能量的訊號。」
- 「消除任何緊張或恐懼的能量，以免我的病人變得脆弱，並將他們的症狀向我展現出來。」
- 「讓我的探測術（Dowsing）能力／肌肉測試技能發揮最佳效果，以找到最佳的治療方法。」
- 「加強我的治療。」
- 「提高我的意識，以找到最佳的藥方。」
- 「提升藥品的意識到最高點。」
- 「傳送藍綠色能量給正在消失的麥亞森。」
- 「傳送藍綠色能量給藥品，以達到最佳的療效。」
- 「傳送冬天的灰色能量給麥亞森。」

22. 內在小孩：
找回內在小孩的活力

　　有些人覺得療癒內在小孩是一件很愚蠢的事，其實那是一種防禦機制，那是因為內在小孩有創傷。幾乎每個人都有一個受傷的內在小孩。小孩原本是天真無邪，然後純真就慢慢消失了。這章節的指令，是幫助你療癒和找回內在小孩的活力。如果你小時候曾遭受過虐待，除了療癒內在小孩之外，你要同時結合情緒療法。

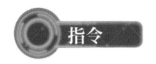

- 「轉換我的內在小孩的能量成藍綠色。」
- 「安慰我的內在小孩。」
- 「降低導致我失去純真的創傷。」

- 「增強我的內在小孩的能量，讓他們容光煥發、自由自在。」
- 「讓我的內在小孩長大和覺醒。」
- 「和諧我與內在小孩的關係。」
- 「我積極安撫我的內在小孩使其平靜。」
- 「我現在經歷了從未有過的童年快樂。」
- 「我提升自己的意識，成為可以了解、感知或接受如何喚醒內在小孩所需的一切。」
- 「我見證了找到可以對他表達我內在小孩的人。」
- 「我見證了自己以健康的方式表達內在小孩。」
- 「提高我玩的能力。」
- 「提高我享受期待的能力。」
- 「增加我享受休閒時間的能力。」
- 「增加我的孩子般的好奇心。」
- 「增加我玩耍的水平。」
- 「整合任何遺失的靈魂碎片，因此我現在完整了。」
- 「在我心中喚起一種對我該做什麼的理解，這樣我就可以跟隨自己的喜悅而做。」
- 「我清楚的看到我的內在小孩已被療癒。」

- 「擴大我在人生遊戲中享受樂趣的能力。」
- 「消除我的內在小孩所有無用且非理性的恐懼和信念。」
- 「消除我所有的障礙，讓我和內在小孩保持聯繫。」
- 「消除任何障礙，我清楚的看到內在小孩。」
- 「消除任何障礙，讓我在人生遊戲中享受樂趣。」
- 「消除障礙，讓我可以一直愛玩。」
- 「消除障礙，讓我有孩子般的好奇心。」
- 「消除羞愧感並將其轉化為愛自己。」
- 「消除我的內在小孩所經歷過的創傷。」
- 「提高我的內在小孩的意識。」
- 「使我的靈魂與身體合一。」
- 「傳送藍綠色促進發展新的愛好、興趣和友誼。」
- 「傳送藍綠色給我的內在小孩，持續保持健康和完整。」
- 「傳遞愛給我的內在小孩。」
- 「傳送冬天的灰色能量，給我的內在小孩所承受的任何創傷。」
- 「壯大我的內在小孩。」
- 「我與我的內在小孩同在。」

23. 業力問題：處理人際衝突

　　業力就像一段學習的過程，主要目的是讓你能以平靜的心態看待人際間的衝突，同時將愛傳送給你所憎恨／無法忍受／傷害你的人等等。業力議題的第一要訣就是處理人際衝突，例如打官司、困難重重的關係、個人死敵等，這些都清楚的顯示你有業力問題需要療癒。最好現在就馬上行動，否則你下輩子還要回來，重複再做一次，直到你能平靜面對這個業力。傳送愛給那些挑戰你的人，目的是讓你不再感覺到和他們有任何瓜葛或是被他們對你的所作所為所影響。你只需為自己做這件事，其他人有自己的業力，做你該做的事就間接的幫助了他們，但是他們也必須自己去做才能完全解決，因為這不是你的責任；如此可保護自己免受進一步傷害。你可以結合業力療癒與阿卡西紀錄療癒。

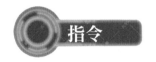

指令

- 「我看到了我需要看到的一切，學會了我需要學習的一切，讓我從所有的業力和他人的束縛中解脫出來。」
- 「我見證了自己從這情況中需要學習的教訓。」
- 「轉化我的憤怒／沮喪／受傷的感覺，成為愛自己／關心和原諒＿＿。」
- 「我傳送愛的能量給＿＿。」
- 「提高我和＿＿之間的意識。」
- 「提升我的意識能量到最高點。」
- 「我見證了自己在此生解決了所有業力和他人的束縛。」
- 「集中我的能力，不惜任何代價讓自己擺脫業力。」
- 「降低任何無助於我解決業力的負面情緒。」
- 「我允許他人現在就擺脫我們累世所造的業力束縛。」

24. 法律／訴訟：得到最好的結局

　　絕大部分的人，都不會想要走上法律的途徑或訴訟來解決紛爭，因為它費時又耗錢。但是當你真的碰上了，萬不得已也只能通過訴訟來解決問題。法律案件勝訴的最好方法，就是打官司時，使用跟其他人完全相反的方法。大多數人在遇到法律問題時，意識能量變得很低，並隨時準備戰鬥。如果想誠實的打贏官司就是傳送愛給對方，提高他們的意識，並進行靈擺療法，最後結果就會在符合所有相關人的最高利益下完成。如果你把整個事件的意識能量提升越高，你就越有可能成功，並且這也有助於解決業力問題和幫助其他人。它也會產生漣漪效應，你可以合併業力跟阿卡西紀錄同時進行療癒。

　　最後要注意的是，訴訟的過程中所產生的不確定性，其實是一件好事，因為當不確定性存在時，就是可改變的契機。如果出現延誤或出現問題，請先別失望，只需假設

每次發生這種情況，你就越來越接近目標，將會得到一個最好的結局。針對整件事情，一直持續進行靈擺療癒，在法庭上或在律師事務所，戴上小小的靈擺項鍊，或用手指代替靈擺（如果使用一般的靈擺，會引來眾人側目），這對打贏官司也有助力。

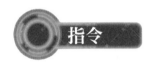

指令

- 「讓每一個參與此訴訟的人都獲得最好的結果。」
- 「減少法庭上的緊張氣氛。」
- 「減少所有不合理的事實。」
- 「讓我看見自己和法律團隊會贏得勝利。」
- 「激發法官做到公正並做出高意識的決策。」
- 「激發陪審團作出公平公正的裁決。」
- 「和諧我和法律顧問的關係。」
- 「和諧我與對方法律顧問的關係。」
- 「和諧在法庭中每一個作證人的關係。」

- 「我完全無條件的祝福和原諒訴訟的另一方。」
- 「我提高了以下所有人的意識：包含律師、法官、陪審員、法院書記員、法律祕書、律師助理、法律助理、法律書記員、法院記者、法庭代表，對方當事人、我自己的律師，以及任何與我的法律問題有關的已認識或不認識的人士。」
- 「我將藍綠色能量，傳送給所有的律師、法官、陪審員、法院書記員、法律祕書、律師助理、法律助理、法律書記員、法院記者、法庭代表、對方當事人、我自己的律師，以及任何與我的法律問題有關的已認識或不認識的人士。」
- 「我將鎮定的能量送給自己。」
- 「我傳送愛的能量給檢察官和被告人。」
- 「我傳送愛的能量給對方的律師。」
- 「我向以下所有人傳送無條件的愛：包含律師、法官、陪審員、法院書記員、法律祕書、律師助理、法律助理、法律書記員、法院記者、法庭代表，對方當事人、我自己的律師，以及任何與我的法律問題有關的已認識或不認識的人士。」

- 「在所有一切相關人的最高福祉下，我臣服法律訴訟最終裁定的結果。」
- 「擴大我的律師的能力，以順利處理我的案件。」
- 「消除憤怒和受害者意識。」
- 「消除緊張。」
- 「移除任何不公正的法律程序。」
- 「提高被告人的意識能量。」
- 「提高證人出庭作證的意識能量。」
- 「使不公平的訴訟無效。」
- 「在一切最高的福祉下，傳送藍綠色能量給有利於我的審判結果。」
- 「傳送藍綠色能量支持這個動議。」
- 「傳送藍綠色能量給法官。」
- 「傳送愛的能量給所有律師助理。」
- 「送出冬天的灰色能量幫助駁回這個動議。」
- 「傳送冬天的灰色能量給這場審判，就此結束了。」
- 「傳送冬天的灰色能量給影響訴訟程序的任何法律腐敗行為。」

25. 尋找失物：尋回期待的人事物

　　此章節的指令可用於任何你想要回來或找到的物品、寵物和人。

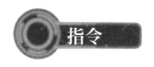

- 「調整我和＿＿＿對頻，讓我能找到＿＿＿。」
- 「如果一切符合最高的福祉下，讓＿＿＿回家。」
- 「如果一切符合最高的福祉下，請找到＿＿＿並將其安全的帶回來。」
- 「增加同步巧合的次數，讓＿＿＿（物品／人員）能被找到。」
- 「增加＿＿＿回家的可能性。」
- 「增加找到＿＿＿的可能性。」

- 「賦予我吸引力，以吸引我正在找尋的東西。」
- 「消除＿＿回來的所有障礙。」
- 「消除回家的任何恐懼。」
- 「提升我的意識能量到最高點，因此我就能找到＿＿。」
- 「送出訊息給任何能幫我找到＿＿的任何人，讓他們採取行動將＿＿還給我。」
- 「向＿＿送出訊號，讓他們知道是否安全返回家園。」
- 「傳送藍綠色能量給＿＿返回家園。」
- 「傳送藍綠色能量給找到＿＿。」
- 「降低我對遺失＿＿的敏感度，如此我就能偵測並找到它。」

26. 顯化：吸引力法則

新時代風潮中（New Age）最熱門的話題「吸引力法則」或是顯化的修練，目的都是為了實現自己所想要的，而靈擺療法像是現代版的吸引力法則，只是做法不同。靈擺療法是我們的意念下指令，透過靈擺產生能量去改變現狀，完成我們想要的顯化，它更為簡單、快速。

靈擺療法最大的優點是它繞過了潛意識，讓你完全跳過潛意識及擺脫所有的限制，激發你帶著意識說出你所想要的意圖。請注意，最簡單的顯化方法就是在你手持靈擺時，說出你所想要的東西。本章節的指令將使你成功顯化所想。

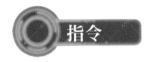

- 「讓我充滿接受的能量。」
- 「讓我與想要顯化之事的振動保持一致。」
- 「讓我有機會顯化我的願望。」
- 「把我變成一個可以輕鬆顯化的人。」
- 「在一切最高的福祉下，親愛的神啊！請賜予＿＿＿（你想要的東西）。」
- 「讓潛意識阻止我顯化的障礙失去作用。」
- 「激發我顯化的超能力。」
- 「擴大我的氣場，以便我能顯化＿＿＿。」
- 「我見證了自己顯化＿＿＿。」
- 「為＿＿＿強化我顯化的振動頻率。」
- 「強化我的磁力，讓我吸引＿＿＿。」
- 「讓我顯化＿＿＿的機會倍增。」
- 「消除潛意識接收＿＿＿的障礙。」
- 「使我顯化＿＿＿的能力最佳化。」

- 「提升我的振動頻率到最高點。」
- 「傳送藍綠色以獲取＿＿＿。」
- 「傳送冬天的灰色能量，給所有阻止我顯化的障礙。」
- 「增強我的顯化能力。」
- 「轉變我成為可以顯化＿＿＿的人。」
- 「活化我顯化的超能力。」

27.靜心／冥想：平衡氣場和脈輪

對於走在靈性道路上的人，靜心是一堂必修的課程，它看起來似乎很簡單，但實際上卻是最難的。如何調伏不斷滋生的妄念，讓心靜下來，進入禪定的境界是修行人最終的目標。靈擺指令能增強靜心冥想的效果。你可以用它來幫助自己進入靜心的狀態和做更深的修行。如果你有一個能量很好的靈擺，當你在靜心時，可以幫助你平衡氣場和脈輪，使你的修行更加成功。

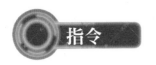

指令

• 「提升我的意識到最高點。」
• 「降低身體緊張的程度。」

- 「透過亢達里尼和脈輪系統，平衡／和諧身體能量流動。」
- 「讓我與寂靜的境界同頻。」
- 「促進我與大師們的＿＿傳承連結。」
- 「減少不斷滋生妄念的心。」
- 「增加鎮定和平靜。」
- 「帶給我和平與平靜。」
- 「允許我與呼吸和諧。」
- 「靜心變得輕鬆且毫不費力，並成為我日常修行的一部分。」

28. 金錢豐盛：
帶來源源不斷的豐盛

　　這個世界上沒有人不喜歡或不需要金錢，每個人都希望豐盛，財務自由，無憂無慮。然而現實生活中絕大多數的人是匱乏的，因為在我的靈擺教學和接觸個案的經驗中，很多人都有財務的問題。而阻礙金錢豐盛的主要原因有三：

　　一、錯誤的信念

　　二、負面的情緒

　　三、業力（冤親債主）或負能量（靈）的干擾

　　如果能找出原因，用靈擺指令消除所有的障礙，就能反轉陷在谷底的財務問題。

　　本章節是所有金錢相關的靈擺指令，你可以根據自己的狀況找到可用的指令，但只有源頭的阻礙消失，才能真

正帶來源源不斷的豐盛，所以可同時參考情緒和業力等章節的指令。

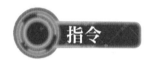

一般

- 「＿＿＿（人）獲得金錢、動力和資源去做＿＿＿事（他們想做什麼）。」
- 「轉換我接收金錢豐盛的能量成藍綠色。」
- 「和諧我與金錢的關係。」
- 「和諧我和金錢財富的關係。」
- 「我允許金錢豐盛源源不斷來到我的生活。」
- 「我的財務很成功。」
- 「我對錢很好。」
- 「我是一個可以輕鬆的以最佳方式獲得大量金錢的人」
- 「我是一個容易得到很多錢的人。」

- 「我可以擁有屬於我的錢。」
- 「我可以有錢。」
- 「我留得住錢，不會亂花錢。」
- 「我可以得到錢。」
- 「我可以享受生活中的奢華，因為我有足夠的錢。」
- 「我能了解我的財務狀況。」
- 「我應獲得財務上的成功。」
- 「我應得到很多錢。」
- 「我很容易賺大錢。」
- 「消除我對財富任何制約的信念。」
- 「我不費吹灰之力就能收到錢。」
- 「我見證了創建一個對我有用的花錢計畫。」
- 「我見證了在我的銀行帳戶和投資組合中有很多錢。」
- 「我見證了自己的金錢豐盛。」
- 「提升我接收金錢豐盛的能力到最高水平。」
- 「提高我對人員和資源的認知，如此可以幫助我了解自己的財務狀況。」
- 「提升我明白什麼才是財務成功。」

- 「讓我更加清楚自己的財務狀況。」
- 「提升我的財務意識能量到最高水平。」
- 「強化我賺很多錢的欲望,如此就沒有債務問題了。」
- 「提升我接受療癒金錢的意願。」
- 「增加金錢流向我的生活。」
- 「我從各種管道收到大量的金錢。」
- 「消除我對於金錢的設定和限制。」
- 「消除我缺錢所造成的創傷。」
- 「移除所有阻止我提出財務成功的障礙。」
- 「移除我手頭有現金的所有障礙。」
- 「移除我必須存錢的所有障礙。」
- 「移除我必須查看財務狀況的所有障礙。」
- 「移除我必須愛錢的任何障礙。」
- 「移除我必須獲得財富和金錢豐盛的任何障礙。」
- 「傳送藍綠色能量到我的財務/銀行帳戶/經紀帳戶等。」
- 「傳送藍綠色能量到能巧遇最好的人,幫助我了解和管理我的財務狀況。」

- 「把我變成一個容易賺大錢的人。」
- 「把我和金錢的關係轉變成愛。」

銀行賬戶

- 「傳送藍綠色能量到我的銀行帳戶。」
- 「提升我的銀行／銀行出納員／銀行帳戶的意識能量到最高點。」
- 「在我的銀行帳戶建立一道保護牆。」
- 「使駭客看不到我的帳戶。」
- 「和諧我的銀行帳戶與金錢的關係。」
- 「增加我的存款。」
- 「撤消／退還任何手續費用。」
- 「提高我的意識找到理想的銀行。」

商業資金

- 「和諧我的事業與付費顧客的關係。」
- 「提高公司中每個人的收款能力到最高水平。」

- 「提升我（銷售團隊／會計／薪資部門等）的意識能量到最高點。」
- 「傳送藍綠色能量給健全的現金流。」
- 「在所有相關一切的最高福祉下，我的廣告恰好吸引了對的人來購買我的產品與服務。」
- 「在所有相關一切的最高福祉下，願每個可以從我的產品與服務中獲益的人都能找到我。」
- 「神啊！幫助我的廣告團隊製作完美的廣告來擴大我的事業。」
- 「這次金融交易中我受到保護。」

收款

- 「在所有相關一切的最高福祉下，＿＿（人名）現在就付我錢。」
- 「在所有相關一切的最高福祉下，將你現在欠我的錢還給我／付給我。」
- 「在所有相關一切的最高福祉下，現在就把支票寄來立即付款。」

- 「送出藍綠色能量以收到欠款。」
- 「傳送冬天的灰色能量給任何拒絕付款的人。」
- 「增強我的吸力，將欠錢吸引過來。」
- 「積極償還債務。」

減債

- 「減少我衝動消費的欲望。」
- 「降低超出我生活能力的欲望。」
- 「允許我重新談判債務條款。」
- 「激勵我償還債務。」
- 「反轉債務能量為財富的能量。」
- 「我可以沒有債務。」
- 「我可以明智的花錢。」
- 「我專注於解決方案和可能性，而不是債務本身。」
- 「我見證了自己沒有債務。」
- 「提高我的能力去改變財務狀況。」
- 「提高我的能力看清楚債務，如此我就可以採取措施消除債務。」

- 「提高我對支出和債務的意識到最高點。」
- 「強化我賺很多錢的欲望,如此就沒有債務問題了。」
- 「提升我的意志力到最高點,以償還我的債務。」
- 「消除阻止我償還債務的障礙。」
- 「提高我的意識,以找到最好的方法償還債務。」
- 「移除任何阻止我創建一個按部就班支出計畫的障礙。」
- 「移除我情緒化處理財務的方式。」
- 「傳送藍綠色能量擺脫債務。」
- 「傳送冬天的灰色能量,給無助於改變財務狀況的任何限制或想法。」
- 「傳送冬天的灰色能量給我的過往的債務印記。」

金融交易

- 「和諧此交易中的合作夥伴。」
- 「在這次金融交易中我受到保護,該是我的就不會損失。」
- 「我見證了這項財務交易進行很順利。」

- 「消除所有阻止順利進行交易的障礙。」
- 「傳送藍綠色能量到這個交易。」
- 「傳送愛的能量給所有參與其中的人。」
- 「傳送冬天的灰色能量給該交易（注意：這將暴露交易的漏洞和弱點）。」
- 「這項交易將順利進行，對每個人都是雙贏的局面。」

快樂與金錢

- 「感覺心滿意足可消除匱乏的恐懼。」
- 「降低『輸人不輸陣』的價值觀。」
- 「和諧我與金錢的關係。」
- 「提高我的意識能量，明白時間的價值超越金錢。」
- 「我很有價值，應該得到休閒的時間滋養我。」
- 「當我休閒時會把時間和金錢分開。」
- 「我很樂意把錢捐給我想幫助的人，因為我知道自己非常的豐盛。」
- 「增加我享受休閒時間的能力。」

- 「在休閒時，提高我放鬆、享受體驗以及與他人交往的能力。」
- 「增加我對金錢的快樂感。」
- 「增加我賺錢的快樂因素。」
- 「增加我慈善捐贈的幅度。」
- 「提高我重視所有體驗一切甚過擁有的能力。」
- 「我的需求目前得到滿足。」
- 「消除任何障礙或束縛，讓我可以花時間享受快樂。」
- 「消除『我愛金錢，金錢愛我』這句話的負面情緒。」
- 「提高認識令我不開心的消費行為模式。」
- 「重新集中我的注意力在生活中的順境上。」
- 「移除我愛錢的所有障礙。」
- 「移除所有阻止我利用閒暇時間讓自己快樂的障礙。」
- 「移除所有障礙，使用給我帶來幸福的方式花錢。」
- 「移除我對金錢匱乏的恐懼。」
- 「鞏固對於我渴望並與他人進行交流和建立聯繫方面的價值。」
- 「增強我重視與人交流的經驗，甚於獲得更多金錢的

欲望。」

- 「將我的注意力，從別人做的事情轉移到真正能給我帶來快樂的事情上。」

快速取得現金

- 「讓我今天抓住賺錢的機會。」
- 「和諧我與金錢的關係。」
- 「我見證了自己今天有一個金錢奇蹟，出現了大量現金。」
- 「強化我的氣場，使我成為吸引金錢的磁鐵。」
- 「現在吸引了大量的現金。」
- 「讓我今天收到大量現金的能力倍增。」
- 「消除任何業力障礙，現在就可以獲得現金。」
- 「提升我的意識能量到最高點，以確定如何獲得更多的金錢。」
- 「傳送出藍綠色能量給我，讓我得到一大筆現金。」
- 「傳送冬天的灰色能量給任何現金流的阻礙。」

繳稅

- 「加快我獲得退稅的速度。」
- 「和諧我與稅務機關的關係。」
- 「讓稅務稽查員看不到我的稅款（請注意，這是假設你是誠實的）。」
- 「讓收稅員看見我的稅款，如此我的納稅紀錄是正確的。」
- 「保護我的稅務紀錄，避免稅務人員不必要的檢查。」
- 「提升我的會計／報稅人員的意識能量到最高點。」

29. 自然界神靈：
保持好的關係就能得到庇佑

　　絕大部分的人都較傾向於眼見為憑，不太相信無形（靈）的存在。但也有不少的人深信不已，從到處可見的教堂和廟宇就可證明。所以西方或東方對神靈的概念是一樣的。東方人認為萬物有靈，一塊大石頭、一棵千年的大樹等，都可能成為人們祭拜的對象，因為他們相信自然界有神靈的存在，如果和神靈保持好的關係就能得到庇佑。信者則靈就是這個道理。

　　至於居住在城市的人們，在許多情況下，為了蓋房子而砍掉樹木，或挖地基、鑿井等，這種環境改變也會破壞自然界神靈的家園。因此為它們進行療癒，也屬於居家和地磁壓力問題療癒的一部分。如果你住在郊外，或有一個農場，也有養動物例如牛羊馬等，那你一定要和自然界的靈保持好的關係

當你要確定是否可以住在某個地方時，自然界神靈是一個很重要的因素。尤其是在地的靈，例如地神，如果那是你該要住的地方，它會幫助你。否則，它會很情楚的讓你諸事不順、坐立難安直到你搬走為止。

下面的指令可以幫助你和它們建立好的關係。

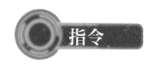

- 「強化我的能力，讓我可以了解、感知或接收任何我必須知道關於當地的自然界神靈。」
- 「如果我應該離開，請地神給我清楚的徵兆。」
- 「如果我應該留下來，請地神給我清楚的徵兆。」
- 「賦予對我有益的自然界神靈住在我的土地上。」
- 「增強友善的自然界神靈，以阻擋鬼魅入侵。」
- 「和諧我與樹精靈／岩石／水晶／水精靈／仙靈／當地的土地神之間的關係。」
- 「和諧當地自然界神靈與愛馬之間的關係。」
- 「和諧當地自然界神靈的關係。」

- 「提升我的聽覺、感覺和感受到地神的能力到最高水平。」
- 「提高我對力量動物的親和力和意識到最高點。」
- 「提高我對當地自然界神靈的接受度到最高點。」
- 「提高我接收力量動物訊息的能力到最高點。」
- 「讓任何有害的自然界神靈看不到我。」
- 「讓鬼魅看不到我的土地和動物。」
- 「讓我看到自然界神靈的能力到最高點。」
- 「消除我發現當地自然界神靈的任何障礙。」
- 「消除我感受到岩石能量與其意識的任何障礙。」
- 「消除我找到我的力量動物的任何障礙。」
- 「消除我看到精靈的任何障礙。」
- 「消除因土地破壞對自然界神靈／樹靈的傷害。」
- 「將我的土地能量最佳化，以吸引有益的自然界神靈。」
- 「向地神傳送愛的能量。」
- 「向精靈們傳送愛的能量。」
- 「將冬天的灰色能量傳送給我住所的所有鬼魅。」
- 「提升我與力量動物的感應，以便在我的靈性道路指引我。」

30. 前世：斷開業力的循環

　　根據我做個案的經驗，許多目前發生的問題都與前世所發生的事件或創傷有關。例如同樣的事件（模式）一直重複發生，就像過去的黑膠唱片跳針一樣，如果你不把唱針拿開，它就一直不斷的重複。因此，同樣的議題如果不斷重複，就有可能是源自前世的記憶，只要找到那段記憶並完成療癒，就能斷開循環。所以療癒前世有其必要性，只有前世的業力解決了才能解決一切問題。

　　使用這章節的指令，促進療癒前世未解的議題。

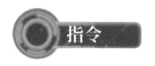

- 「關閉我前世的所有業力。」
- 「清除＿＿＿（人名）來自歷代家族DNA的有害記憶。」

- 「蒐集我的前世任何有益資訊。」
- 「蒐集所有遺失的靈魂碎片，並以完美的方式與我重新合一。」
- 「和諧我的今生和前世。」
- 「療癒我的現在和過去，而且一直持續。」
- 「我現在見證了自己整個血脈已經完全痊癒的軌跡。」
- 「在我的最高福祉下，我感覺我的前世已經圓滿，我可以活在當下了。」
- 「提高我把前世的智慧運用於現在的能力。」
- 「消除前世的創傷。」
- 「消除前世和今生之間的不確定性。」
- 「提高我今生與前世的意識到最高點。」
- 「我的前世所發生的一切和今生達成和解，以完成療癒。」
- 「將我前世的經驗和智慧傳遞到現在。」
- 「將我前世的創傷轉化為今生的力量。」
- 「消除前世的困惑，將其變成清晰。」

31. 行星效應：讓生活更加順遂

　　如果你對占星術稍有涉獵，你應該知道像水星逆行這類的行星變化會影響你的生活。在本章節中，我們將探討一些可能影響你生活的重大行星效應。但我不在此深入解釋行星的效應，建議你參考其他文獻或上Google搜尋，以了解有關指令的說明。對行星的效應做療癒，可以讓你的生活更加順遂，所以進行這類療癒是值得一試的。

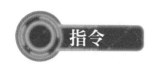

- 「和諧我與土星的回歸。」
- 「在水星逆行期間，和諧我與其他人的交流。」
- 「在冥王星通過期間和諧我的人生道路。」
- 「在金星通過期間，增加享受我的社交生活和愛情。」

- 「在土星回歸期間，提高我做出明智選擇的能力。」
- 「在水星逆行期間，增加更多對我有益的人回到我的生活中。」
- 「在水星逆行期間，增加老客戶光顧生意的次數。」
- 「在木星過境期間，吸引來財富、好運和富足。」
- 「在太陽／月亮通過期間，讓有利的效應達到最高點。」
- 「在水星通過期間，提高我的溝通能力到最高點。」
- 「在火星通過期間，提高我的能量到最高點。」
- 「極大化木星回歸期間所帶來的驚人效益。」
- 「土星、天王星、海王星通過期間，將有害的效應降到最低點。」
- 「讓我的能力發揮最大作用，能夠完成在水星逆行期間開始執行的事情。」
- 「水星逆行期間，對我的生活和事業發揮最大的效用。」
- 「消除太陽／月亮通過期間所帶來的有害效應。」

32. 解決問題：
讓所有的問題煙消雲散

　　我們每天都會面臨許多挑戰，本章節將協助你在面臨問題時，如何用靈擺指令簡單又快速的解決。以下的靈擺指令適用於普遍性的問題，非常實用。你可以隨時使用這些指令，讓所有的問題煙消雲散。

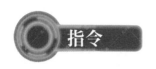

- 「幫助這個人感覺到他需要的感受，看到他需要看到的東西，知道他是被愛的。」
- 「讓我的創造力達到最高水平。」
- 「在我和所有相關一切最高的福祉下，把我從＿＿＿中解脫。」

- 「即使我不在自己的舒適圈內，也要給我勇氣忠於自己。」
- 「為了解決目前的情況，幫助我知道我該知道的事，做我該做的，還原本來的我。」
- 「幫助這個人在任何情況下都能看到好的一面。」
- 「我在任何情況下都看到了好的一面。」
- 「我放下了憂慮。」
- 「照亮我的道路。」
- 「增加我的能力，我可以更清楚的看到自己選擇的後果。」
- 「增加我對幫助自己的人和資源的認識。」
- 「提升我的意識能量到最高點。」
- 「提升我的勇氣到最高點。」
- 「在我的最高福祉下，提高創造力水平。」
- 「提升我的理性思維能力到最高點。」
- 「提升我的意志力到最高點。」
- 「消除我對凡事都要正確的渴望。」
- 「消除我對犯錯的恐懼。」

- 「提升我的勇氣到最高點。」
- 「提升我的意識能量到最高點。」
- 「提高我的意識，讓我能清楚的看到自己選擇的結果。」
- 「提升我的意識能量到最高點，讓我知道何種生活才是自己想要的。」
- 「降低我的壓力／焦慮到最低點。」
- 「移除所有意識的障礙。」
- 「傳送愛和療癒給曾經傷害過我的人／機構。」
- 「帶我回到當下。」
- 「轉化枯燥無味的能量，為創造衝力的能量。」
- 「轉化較低層次的意識為最高層次的意識。」

33.防護靈力攻擊：
制止惡意的靈力攻擊

　　靈擺療法真的可以制止惡意的靈力攻擊，它不但非常有效而且可以降低你被攻擊時所受到的傷害（但請同時使用任何安全的措施，不要只是依賴靈擺而已）。你可以將這些靈擺指令用於人、動物或者是無生命的任何物品。它們真的很方便使用，例如你不想收到罰單，或是房屋失竊，或是不要讓吸血鬼尾隨你，都可以用這些指令來保護自己以策安全。事實上，這種方法比大部分的人所認為的簡單多了，而且可達到非常好的效果。

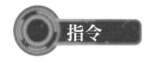

- 「在我的四周建立一個防護罩。」
- 「親愛的神啊，提升向我靈力攻擊之人的意識。」
- 「消除一切有害的意圖和能量。」
- 「將我從惡意的靈力攻擊中解救出來。」
- 「我現在自由了。」
- 「我是被保護的。」
- 「我綁住＿＿＿來阻止他們做＿＿＿。」
- 「我向任何對我施詛咒、妖術、厄運或黑魔法的人傳送愛的能量。」
- 「在相關的一切最高福祉下，讓＿＿＿看不到＿＿＿。」
- 「讓＿＿＿安全和受保護。」
- 「使＿＿＿看不到我的車。」
- 「讓＿＿＿看不到我。」
- 「消除針對我的任何詛咒。」
- 「消除有害的能量。」

- 「消除邪惡之眼的效應。」
- 「保護我不受任何詛咒、妖術、厄運或黑魔法的傷害。」
- 「保護我、乘客和我的車以及路上所有的車、人和動物。」
- 「保護我的車不被破壞闖入。」
- 「當我外出時，保護我的房屋免受洪水、火災和盜竊的侵害。」
- 「保護＿＿＿免受＿＿＿的傷害。」
- 「提高任何有害電線的意識。」
- 「將灰色能量傳送給任何詛咒、妖術、惡魔。」
- 「將灰色能量傳送給有害的電線。」
- 「破除對我所做的任何詛咒、妖術、厄運或黑魔法。」
- 「該屬於我的東西將不會失去。」
- 「在我和相關的一切最高福祉下，任何因靈力攻擊而失去／被奪走的東西，都將歸還我。」

34. 靈通能力：
覺知到自己的靈通力

　　其實大部分的人都有靈通力，只是個別程度不同罷了。你在原本具備的靈通力上可以更進一步開發，也許會再增加一些新的能力。但如果你不相信自己有這個能力，那你的靈通力就沒有辦法顯現出來。這個章節的靈擺指令可以幫助你解開，讓你能夠覺知到自己的靈通力。你需要注意到的是靈通力，不光只是位於第三眼而已，你的心和膽都有很強的靈通力。你知道嗎？在某種程度上，你的整個身體隨時都可以提供你靈通的訊息喔！使用本章中的指令來開發自己的靈通能力吧。

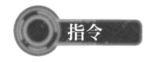

- 「擴大我的意識到最高點。」
- 「和諧我與靈力訊息流。」
- 「和諧我的五個感官功能。」
- 「和諧從我的膽和心流向大腦的資訊流。」
- 「提升我的膽和心的意識能量到最高點。」
- 「提升我的能力到最高點，讓我可以聽到和理解自己的膽和心。」
- 「提升我對細微徵兆的察覺能力到最高點。」
- 「增加我的直覺力的能量。」
- 「提升我的膽和心的靈通力到最高水平。」
- 「強化我對直覺和靈通訊號的敏感度。」
- 「放大我的直覺力。」
- 「放大五個感官功能。」
- 「在我和相關的一切最高福祉下，進行這個通靈解讀。」
- 「消除任何阻止我聽到膽和心的障礙。」

- 「消除所有阻止我清楚接收靈通訊息的障礙。」
- 「消除任何我的膽和心對直覺和心靈智慧的阻礙。」
- 「消除靈通訊息的障礙。」
- 「提升我的直覺力到最高水平。」
- 「傳送藍綠色能量給我的靈通能力。」
- 「增加我對細微訊息的敏感度。」
- 「增強我的靈通能力。」

35. 靈氣：靈氣與靈擺完美結合

　　靈氣是一種療癒方法，它可以和靈擺療法完美結合。因為它們是不同類型的能量，所以兩者可以相輔相成。在你進行靈氣療癒時，可使用你的靈擺先送出靈氣，或完成靈氣療癒之後的能量整合，你也可以同時傳送療癒能量到自己的靈氣傳承，增加能量的流動和強化靈氣的來源。

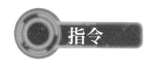
指令

- 「讓我融入來自我的靈氣傳承的能量流。」
- 「讓每一個部位皆充滿靈氣的生命能量。」
- 「讓靈氣的生命力能量，充滿每個細胞、組織、器官和身體所有部位。」
- 「讓我全身充滿靈氣。」

- 「透過我的能量系統和我的手調和靈氣的流動。」
- 「和諧靈氣透過我的能量系統流經雙手送出。」
- 「我見證了靈氣能量源源不斷的流向我的個案,從而療癒他們。」
- 「我向所有跟我一起學習靈氣的人,發出了一個充滿活力的資訊。」
- 「我發出一個振奮的訊息,給所有願意跟我學習靈氣的人,他們將從我這裡受益,得到金錢、動力和靈氣培訓相關的資源。」
- 「我見證了接收到完美融合的靈氣。」
- 「提升＿＿(人名)接收靈氣的能力到最高點。」
- 「強化從我手中流出的靈氣。」
- 「強化我的引力,讓我強而有力的從源頭吸取靈氣。」
- 「強化我雙手的引力,讓靈氣毫不費力的從手流出。」
- 「強化靈氣能量的療癒能力。」
- 「強化靈氣符號的力量。」
- 「讓我從源頭找到暢通的靈氣管道。」
- 「大幅增加靈氣流經我的身體和從雙手送出。」

- 「讓我的靈氣發揮最大效力。」
- 「讓靈氣大量流過我的能量系統。」
- 「將宇宙大量的生命力能量流入我的頂輪，流經我的心，再從我的雙手送出。」
- 「消除任何阻止我成為靈氣暢通管道的障礙。」
- 「消除任何阻止我接收融合靈氣的障礙。」
- 「消除任何阻止我連上傳承中靈氣的障礙。」
- 「消除任何阻止我成為靈氣大師和當靈氣暢通管道的障礙。」
- 「消除任何阻止宇宙的生命力能量流入我的頂輪，流經我的心，再從我的雙手送出的障礙。」
- 「消除任何阻止對的學生來找我學習靈氣的障礙。」
- 「讓我傳送靈氣的能力到最高點。」
- 「將我淨化成為靈氣的暢通管道。」
- 「淨化我的靈氣傳承的能量。」
- 「提高傳承中所有的靈氣大師意識和淨化與源頭的連結，我也同步被點化了。」
- 「提高我與靈氣連結的意識。」

- 「提升參加點化儀式的其他學生、所有參加的人和舉行儀式地點的意識到最高點。」
- 「提升靈氣大師的意識能量到最高點。」
- 「如河流般的靈氣流過我，再流向我接觸的所有人。」
- 「傳送藍綠色的能量給合適的人，讓他們找到我的靈氣課，並參加點化。」
- 「傳送藍綠色能量給幫我點化的人。」
- 「提高我對靈氣能量的敏感度。」
- 「靈氣的能量流毫不費力的從我的手輕鬆的流向我的個案，從而激發了療癒。」
- 「強化經由我的靈氣大師傳承，從源頭到我，一路暢通無阻。」
- 「強化我的能量系統，以充分獲得靈氣的力量。」
- 「強化我的靈氣符號。」
- 「讓我與五種靈氣原則同步。」
- 「讓靈氣與我的能量系統協同工作。」
- 「讓靈氣與人的脈輪協同作用，以激發療癒。」
- 「從源頭將我轉變為純粹的靈氣管道。」
- 「轉變我為傳送靈氣的完美管道。」

36. 人際關係：擁有健康的關係

　　人類是群居動物，健康和幸福的決定因素是擁有健康的關係。使用本章節的指令，並結合情緒指令和阿卡西指令，可以改善你的愛情和其他的關係。

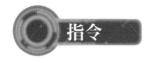

一般關係（愛情和其他）

- 「和諧我們之間的溝通。」
- 「和諧＿＿＿和＿＿＿之間的關係。」
- 「療癒我與＿＿＿的連結。」
- 「我不是受害者。」
- 「我不負責幫他人做出正確的決定。」

- 「我可以說不。」
- 「增加巧合的機會，帶我建立牢固和健康的關係。」
- 「消除所有阻止我清楚溝通的障礙。」
- 「消除我們之間的任何負面想法、情緒或記憶，並將其轉變為中立的想法、情感或記憶。」
- 「增強我能清楚表達自己想法和感受的能力。」
- 「傳送藍綠色能量給這段關係。」
- 「傳送灰色的能量給這段關係。」
- 「基於健康的原因，加強我與人建立關係的渴望。」

愛情──尋找愛情

- 「把我變成一個能清晰的表達自己的人，使我的光芒像陽光一樣照耀，吸引來完美的愛情伴侶。」
- 「清除所有讓我自己進入或斷除一段關係的障礙。」
- 「親愛的神啊，將我的意識能量提升到最高點，讓我能看到這段關係是否真的對我有好處。」
- 「即使我不在自己的舒適圈內，也要給我勇氣以忠於自己。」

- 「幫助我發展自己的興趣、愛好和熱情。」
- 「我吸引完美的人來進入一段愛情的關係（例如約會、結婚等）。」
- 「我見證了自己在這關係中保有個人的風格。」
- 「我見證了自己在學習如何找到一個完美的愛情伴侶。」
- 「如果這段關係是在我的最高福祉下，請強化這段關係。」
- 「如果這段關係不是在我的最高福祉下，請順利的結束它。」
- 「提高我放鬆、享受體驗以及與他人交往的能力。」
- 「消除我所有障礙，讓我能清楚的看到我想要的關係。」
- 「在我和所有相關一切的最高福祉下，消除任何障礙，讓我們能找到彼此，並給予我們每個人動力和巧合能夠相遇。」
- 「向宇宙送出一則訊息，為我找到完美的約會。」
- 「送出冬天的灰色能量，讓我找到愛情關係，重新創建完整的家庭。」
- 「讓我看到前段關係到底哪裡出錯了。」

- 「把我轉變成自己最好的朋友。」
- 「強化我的能力，讓我確定進入一段良好的愛情關係。」

愛情——發展／維持關係

- 「降低對我伴侶的依賴程度。」
- 「注入我的關係能量，讓它充滿活力。」
- 「我不再介意我的伴侶投射有關我是誰的想法。」
- 「我不再把我的想法投射給我的伴侶。」
- 「在我和所有相關一切的最高福祉下，讓我擺脫這段關係。」
- 「提高我的能力，讓我客觀的看待我的關係。」
- 「提高我的能力，讓我清楚的看到自己所選擇關係的後果。」
- 「增加我自己有興趣的種類。」
- 「增加我在關係以外的朋友人數。」
- 「提升我的能力，讓我在關係中做真正的自己。」
- 「提高我的可信賴度到最高水平。」

- 「消除所有阻止我在關係外創造社交生活的障礙。」
- 「消除我在關係中想扮演另一個人角色的傾向。」
- 「消除我和伴侶爭論時，我總是對的欲望。」
- 「消除我對犯錯的恐懼。」
- 「提升我的意識能量到最高點，我就知道何種關係才是我想要的。」
- 「提高我們的意識到最高點。」
- 「提升我們之間能量索的意識。」
- 「移除我渴望伴侶成為我的一切。」
- 「向宇宙送出一則訊息，為我祈求適合的人。」
- 「加強我的能力，不帶批判的接受伴侶的缺點，並覺知自己的缺點。」
- 「讓我變回當初伴侶愛上的那個人。」
- 「降低希望伴侶總是同意我的欲望。」

37. 星際種子：
連結星際種子的根源

　　每個人都是帶著一個使命來到地球，但大部分的人都忘記了來此的目的，甚至懷疑自己到底在這裡幹什麼？如果你覺得自己好像不屬於地球，那本章節非常適合你。使用以下的靈擺指令，可以幫助你連結星際種子的根源，讓你憶起此次來地球的使命。

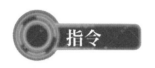

- 「將我的星際種子本我與我的人類本我合而為一。」
- 「讓我的星際種子天賦出現，使我有個很棒的生活。」
- 「完成從星際種子到人類的蛻變。」
- 「消除我蔑視人類的傾向。」

- 「活化我星際種子所有的天賦。」
- 「激勵我在地球上執行星際種子任務。」
- 「激發我與人類世界互動的欲望。」
- 「享受作為一個人類的生活。」
- 「將我完全融入人類。」
- 「和諧我與人的關係。」
- 「和諧我的星際種子的祖先與人類之間的關係。」
- 「和諧我的『星際種子』的過去與現在人類生存之間的關係。」
- 「療癒我與人類家庭的連結。」
- 「我接受自己的怪異和外星人之美。」
- 「我送出藍綠色能量，使我在地球上玩得很開心。」
- 「我見證了自己是一個人類。」
- 「提高我的能力傳遞任務的結果給星際種子的祖先。」
- 「增加我對存在地球的接受能力。」
- 「提高我作為人類的快樂體驗。」
- 「增強我在地球上與人類和平相處的意願。」
- 「提升我身為人類的意願到最高點。」

- 「大幅增加我在地球上生活的樂趣。」
- 「消除所有阻止我執行星際種子任務的障礙。」
- 「消除星際種子和人際關係中任何不和諧的面向。」
- 「消除我感覺與其他人建立聯繫的障礙。」
- 「消除在地球和平相處的障礙。」
- 「消除對地球／人類的蔑視觀感。」
- 「消除我的星際種子本我和人類本我之間的負面想法、情緒和記憶。」
- 「消除轉世為人類的創傷。」
- 「提高我的星際種子祖先的意識能量到最高點。」
- 「傳送愛的能量和感激給我的人類形體。」
- 「讓我的星際種子與人類本我合力，讓我過著很棒的生活。」

38. 旅行：
讓旅行安全、快速和更有效率

　　靈擺指令用在旅程上的種種經驗總是令人驚喜連連，它可以讓旅行安全、快速和更有效率。每次當你要去某個地方時，一定要使用它，它對飛機航程和汽車旅行所產生的效應，將會令你嚇一跳。因此你在做旅行準備時，做靈擺指令可說是最重要而不可或缺的事了。記住要一直說出你希望發生的事情，例如我很容易安排所有航班和轉機。如此可以使旅程減少壓力，獲得更多有益的經驗。

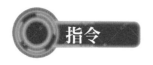

指令

航空旅行

- 「和諧我與所有安全人員的關係。」
- 「我會在輕鬆愉快且優雅的情況下，準時完成所有的轉機。」
- 「在我的最高福祉下，天賜良機讓我安排所有的航班／轉機，並且不需支付額外費用更改航班。」
- 「我見證了最優惠的票價。」
- 「我見證了快速通過安檢。」
- 「我見證了這次飛行安全順利抵達。」
- 「我見證了班機全部準時起飛。」
- 「在我最高的福祉下，我將獲得免費座位升級。」
- 「吸引我獲得最佳的座位。」
- 「我的行李將會準時抵達最終目的地，而且無任何損壞或被偷走。」

- 「提升機師、機組人員、行李管理員、乘客，以及所有認識和不認識的人的意識能量到最高點。」
- 「傳送藍綠色能量到飛機上。」
- 「傳送藍綠色能量給班機準時。」

汽車旅行

- 「我會準時抵達目的地。」
- 「『彎曲時間』，以便我準時抵達目的地。」
- 「確保我安全，確保所有乘車人的安全，保護我的車，保護路上所有人、車輛和動物，並確保他們的安全。」
- 「提升路上所有人的意識能量到最高點。」
- 「讓任何我可能撞到的人都能看見我的車。」
- 「讓所有騎自行車的人和行人都能看見我的車。」
- 「提高我對所有動物、行人和騎自行車者的意識。我見證了沒有撞到任何人。」
- 「讓開罰單的警察，看不見我的車。」

- 「我見證了這場車禍，在所有人的最高福祉下，圓滿解決。」
- 「傳送療癒的能量給事故中的人們。」
- 「轉換我車子的能量成藍綠色。」
- 「我見證了我的車正常運轉。」

39. 幽浮（外星）：
避開有害的外星同類

　　你可以使用靈擺來保護自己，避開有害的外星人和招來友好的外星同類。我在這兩個方面都取得了成功。你可以同時使用保護指令、情緒指令和身體治療指令，來對外星綁架行為進行療癒。

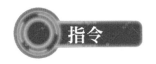

- 「和諧我與外星人的關係。」
- 「我見證了與外星人的安全且友好的接觸。」
- 「使有害的外星人看不見我。」
- 「消除我可能接收的任何外星植入物。」
- 「消除任何由蜱蟲叮咬而產生通往外星的入口。」

- 「消除與外星綁架有關的想法、情緒、記憶。」
- 「保護我不被綁架。」
- 「傳送冬天的灰色能量給任何進行綁架的外星人。」
- 「移除綁架期間發生的任何手術造成的創傷。」
- 「送出訊息給對我有幫助的外星人，他們願意保護我不被外星人綁架／讓我能夠看見他們。」

40. 天氣：結合保護指令

　　此章節的指令，可幫助你充分利用於惡劣天氣的狀況。你可以結合保護指令使用。切勿試圖全盤改變天氣或停止暴風雨，正確的做法是，你只進行小小改變，例如阻止風暴破壞房屋。若要試圖阻止整個風暴，可能會招致意想不到的後果，這種後果可能很糟，也許會引來更多的麻煩，因為風暴正嘗試緩解能量不平衡的現象。你只需確保自己和你所愛的人安全就好，不要介入大自然的天象變化。

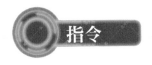

指令

- 「我和家人、寵物、汽車、房屋等都很安全。」
- 「我的周圍開始下雨了。」

- 「等到我抵達遮雨的地方，雨才開始／暫停。」
- 「我見證了樹木在我的房屋、汽車以外的地方倒下了。」
- 「這棵樹不會倒下。」
- 「提高風暴處理人員（例如緊急處理人員、電力維修人員等）的意識到最高點。」
- 「傳送藍綠色能量重新接上電（或保持不斷電）。」
- 「消除所有阻止恢復供電的阻礙。」
- 「如果一切在最高福祉下，讓暴風雨不會襲擊我的房子。」
- 「傳送藍綠色能量快速疏通道路。」
- 「傳送藍綠色能量給風暴處理人員。」
- 「傳送藍綠色能量給風暴。」
- 「傳送療癒給風暴。」
- 「消除風暴所帶來的創傷。」

41. 減重：健康的減輕體重

　　減重主要的目的是改善健康，而體重增加的主要原因：

一、代謝問題

二、身體累積過多的水分

三、身體有太多沉重的能量

　　為達到減重的目的，你需要先找到明確造成肥胖的原因，然後一一下指令清除。縱然有些靈擺療法使用者曾分享經驗，指出靈擺指令可以顯著且健康的減輕體重。但你也要了解，靈擺是輔助減重的工具，切勿期待靈擺來完成所有的工作，你自己才是主要的執行改變的人。以下這些指令可以協助你達到健康的體重。

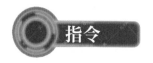 指令

- 「讓我對自己理想的身材感到安心。」
- 「我感覺安心，無須特別做減重。」
- 「在我最高的福祉下，使身體燃燒更多的卡路里。」
- 「改變我成為一個渴望健康食物的人。」
- 「清除導致我的體重增加的沉重能量。」
- 「降低我的食慾。」
- 「我見證了自己體重減輕。」
- 「增強身體的能量，讓身體變得更活躍。」
- 「幫助我找到合適的運動方式。」
- 「我可以控制自己進食的分量。」
- 「我可以落實不吃食物或超重。」
- 「我每餐都吃適量的食物。」
- 「我輕鬆達到理想體重。」
- 「增加我身體想運動和出汗的欲望。」
- 「提高我對飲食的意識到最高點。」

- 「我渴望健康的低熱量食品。」

- 「提升我的意志力到最高點。」

- 「抑制我的食慾，並增加能量的消耗。」

- 「提升我對食物選擇的意識能量到最高點。」

- 「提高我的意識，使我清楚的看到自己選擇的結果。」

- 「減少我對高卡路里食物的渴望。」

- 「減少我對咖啡因的渴望。」

- 「減少我吃宵夜的欲望。」

- 「移除所有阻止我健康（增重或減重）的障礙。」

- 「轉化多餘的體重為能量，以獲得活力和健康。

後記

　　推廣了幾年靈擺療法，見證了太多人用此療法解決了
生活中所面臨的困境，進而改寫自己的人生，更健康、幸
福、快樂，還有什麼比這個更好的呢？

　　靈擺療法真的超級簡單，當你想改變什麼（願望）就
直接下指令去改變就行了。如果你要改變的事情是符合一
切人事物的最高福祉，那就會按你所希望的完成。反之，
就不會改變。靈擺療法是透過你的意識和圍繞四周的光與
靈擺共振，而產生療癒（改變）的能量，這是有科學根據
並非怪力亂神（詳情請參考《靈擺療法》一書）。

　　最後和你分享一個小祕訣：

　　靈擺提升了某事發生的可能性，但並非即刻實現。它
會朝你想要或本來既定的方向去改變，所以當你開始處理
任何問題時，一定要記住這點，靈擺療法可增加每一件事

情發生的可能性。

　　面臨問題時，靈擺療法的目標，是檢測每種情況並仔細思考：

　　一、什麼事需要發生？

　　二、哪個地方卡住了？

　　三、如何提高意識並改善局勢，以創造雙贏的局面？

　　在任何情況下，你都可以使用這三個問題來思考，同時提高每個人的意識，問題就能迎刃而解。

　　當你觀察當下情況時，不要去思考解決方案僅對一件事有益。保持靈活性，並考慮它如何適用於許多事物。這就是靈擺療法美妙之處，它類似「潤滑劑」的功能，但也是一種獨特的治療方法。這本《靈擺療法實用指令》就是使你功力大增的武功祕笈，好好利用它，自能心想事成，創造新人生。

BC1085R

靈擺療法實用指令
41種情境，用對正確指令，願望加速實現！

作　　者	艾力克‧杭特博士（Erich Hunter, PhD）、王慧芳（Rita Wang）
責任編輯	朗慧、田哲榮
封面設計	斐類設計
內頁構成	李秀菊
校　　對	蔡函廷

發 行 人	蘇拾平
總 編 輯	于芝峰
副總編輯	田哲榮
業務發行	王綏晨、邱紹溢、劉文雅
行銷企劃	陳詩婷
出　　版	橡實文化 ACORN Publishing
	地址：231030 新北市新店區北新路三段 207-3 號 5 樓
	電話：（02）8913-1005　傳真：（02）8913-1056
	網址：www.acornbooks.com.tw
	E-mail：acorn@andbooks.com.tw
發　　行	大雁出版基地
	地址：231030 新北市新店區北新路三段 207-3 號 5 樓
	電話：（02）8913-1005　傳真：（02）8913-1056
	讀者服務信箱：andbooks@andbooks.com.tw
	劃撥帳號：19983379 戶名：大雁文化事業股份有限公司

印　　刷	中原造像股份有限公司
二版一刷	2024 年 4 月
定　　價	450 元
I S B N	978-626-7441-14-5

本書作者不具執業醫師資格，書中內容僅供作輔助之用，無法取代專業醫師的建議與診斷。如果您對健康狀況有所疑慮，請諮詢專業醫師的協助。

國家圖書館出版品預行編目 (CIP) 資料

靈擺療法實用指令：41種情境，用對正確指令，願望加速實現！／艾力克‧杭特（Erich Hunter），王慧芳著. -- 二版. -- 新北市：橡實文化出版：大雁出版基地發行，2024.04
　面；　公分
ISBN 978-626-7441-14-5(平裝)

1.CST: 另類療法 2.CST: 能量 3.CST: 健康法

418.995　　　　　　　　　　　113001957